Alma Maria Barragan Legaria

Síndrome de quemarse por el trabajo en una unidad médica en México

Alma Maria Barragan Legaria

Síndrome de quemarse por el trabajo en una unidad médica en México

Síndrome de quemarse por el trabajo y su relación con riesgo cardiovascular y estres oxidante, una experiencia en México

Editorial Académica Española

Imprint

Cover image: www.ingimage.com

Publisher:
Editorial Académica Española
is a trademark of
Dodo Books Indian Ocean Ltd. and OmniScriptum S.R.L publishing group

120 High Road, East Finchley, London, N2 9ED, United Kingdom
Str. Armeneasca 28/1, office 1, Chisinau MD-2012, Republic of Moldova, Europe
Managing Directors: Ieva Konstantinova, Victoria Ursu
info@omniscriptum.com

Printed at: see last page
ISBN: 978-613-9-41228-0

Relación del Síndrome de Quemarse por el Trabajo con marcadores de salud cardiovascular y estrés oxidante, en trabajadores de la Unidad de Medicina Familiar en México

Por:

Med. Cir. Alma María Barragán Legaria

Índice

CONTENIDO PAGINA

I Resumen

Objetivo.

Identificar la prevalencia de presentación del SQT y sus perfiles, de acuerdo al modelo de Gil-Monte, en trabajadores de la Unidad de Medicina Familiar En México, así como, examinar la asociación entre el SQT, de acuerdo al modelo de Gil-Monte, e indicadores de salud cardiovascular y estrés oxidativo.

Material y métodos.

En una muestra de 83 trabajadores de la Unidad de Medicina Familiar En México del IMSS, se aplicó el Cuestionario para la Evaluación del Síndrome de Quemarse por el Trabajo (CESQT), y el Cuestionario de evaluación de Tensión Laboral, también se tomaron medidas, de la circunferencia de cintura y cadera con una cinta métrica en centímetros, medición de tensión arterial con esfigmomanómetro de mercurio, peso y talla con bascula y estadímetro convencional previamente calibrado. Por ultimo se tomaron muestras biológicas de sangre para la identificación de estrés oxidativo (Niveles de nitritos con reacción de Griess, y niveles de ceruloplasmina por medio de ensayo de immnodifusión radial y presencia de peroxidación lipídica) y biometría hemática

Resultados.

De los 83 trabajadores de la muestra estudiada, solo el 1.2%, mostro la presencia de SQT, en su forma de Perfil 2 y el resto mostro, alguno de sus síntomas, como elementos precederos, con impacto a su salud mental.

Algunos síntomas presentes en el SQT, que se asociaron a nuestra población de estudio fueron: La ilusión baja por el trabajo es mayor en los hombres, en el turno matutino, en personas que no poseen una pareja estable y quienes se encuentran bajo régimen de contratación tipo interinato y confianza. El desgaste por el trabajo es mayor en mujeres, en quienes cuentan con una pareja estable, quienes se encuentran en el turno matutino y tienen régimen de contratación tipo interinato y confianza. El desencanto por el trabajo es igual en ambos sexos y en ambos turnos, mas sin embargo es mayor en trabajadores con una pareja estable y con régimen de contratación tipo interinato y confianza. La culpa por el trabajo es mayor en mujeres y en quienes cuentan régimen de contratación, tipo interinato y confianza. El SQT, mostro una aparente asociación a niveles alterados de Nitritos, Ceruloplasmina y Peroxidación Lipídica, así como a niveles altos de Presión Diastólica, y aumento en la circunferencia de cintura cadera.

Conclusiones.

El SQT, muestra una probable y valida asociación , con el riesgo cardiovascular y marcadores de estrés oxidante en trabajadores de la UMF No.96

***Palabras clave: Síndrome de quemarse por el trabajo; SQT;* Burnout**

II Introducción

Incontables son los cambios emergentes en los últimos años, en entorno a las nuevas formas de organización del trabajo, como es la rápida expansión del sector servicios, la globalización de la economía, la participación de mujeres trabajadoras y empleados con un nivel educativo cada vez más alto, y sin dejar de mencionar la flexibilización del trabajo, con el consiguiente aumento de la inseguridad en el puesto, el incremento de la utilización de tecnología de la información, y de tecnologías asistidas por ordenadores, la introducción y puesta en práctica de nuevos conceptos de producción, con el fin de lograr la configuración organizacional más flexibles (Peiró, 2001), y todas estas tendencias influyen en la conducta de los empleados, grupos de trabajo y organizaciones, impactando en el estado de sus salud mental y sus mecanismos de adaptación al estrés en el trabajo. Comparados con 20 años atrás, los trabajadores del siglo XXI trabajan cada vez más en oficinas (y menos en la industria o en la agricultura) con información o clientes (y menos con objetos tangibles), en equipos (y menos individualmente), y con menos estabilidad en el trabajo.

Hoy en día, para muchos empleados, el trabajo supone más demanda del orden mental y emocional, que físicas.

Asimismo, y con frecuencia, la actividad laboral establece una nueva gestión a la ambigüedad y la incertidumbre, debido a que los cambios arriba mencionados, la rapidez con la que se producen, y al carácter complejo de los fenómenos implicados en el desempeño de dicha actividad, debemos poner énfasis a desarrollo de las modalidades de estrés laboral como lo es el Síndrome de Quemarse por el Trabajo (SQT). (Peiró, 2001).

III Planteamiento del problema

El número de publicaciones sobre la presencia de SQT, no ha dejado de crecer en los últimos años. De hecho, si se necesitara de una carta descriptiva de la investigación en esta materia, se aludiría al elevado número de trabajos existente en torno a tal aspecto.

El aparente incremento de la presencia de SQT, entre los trabajadores de las economías avanzadas, los importantes costos que de tal experiencia pueden derivarse para empleados y organizaciones, así como los potenciales beneficios que pueden desprenderse de su promoción, bien podrían ser algunas de las razones que justifican tal interés.

Cada vez resulta más importante conocer y entender los efectos del trabajo sobre la salud de las personas, y en concreto encontrar medios que permitan prevenir la presencia de SQT, para logar una fuerza de trabajo que produce y posee un estado de salud adecuado.

Argumento, que sostiene, que el Sector Salud, por ser un organismo que brinda servicios de salud, con una alta demanda de trabajo, debe contar con mecanismo y controles administrativos al interior y exterior de su organización, mas sin embargo, los trabajadores que prestan atención médica, no poseen de un sistema de identificación de riesgos o daños a su salud y mucho menos un sistema de identificación de factores psicosociales, que permita dirigir políticas y acciones preventivas para preservar la salud del trabajador, situación que nos motiva para plantear la realización de un análisis que identifique la presencia de SQT y su relación con la presencia de riesgo cardiovascular y estrés oxidativo, dado que son elementos importantes en el mantenimiento a la salud del trabajador, en su jornada laboral y a lo largo de todo su vida.

IV Antecedentes

1. El Síndrome de Quemarse por el Trabajo (SQT) o Burnout

En el mundo laboral se han presentado una serie de cambios acelerados en las últimas tres décadas con un cambio radical de las formas de organización y división del trabajo. A la par de los cambios laborales han surgido e incrementado nuevos riesgos laborales y daños a la salud, entre ellos la presencia del SQT o Burnout se expresa como uno de los problemas derivados de la presencia de estresores laborales en los sitios de trabajo. El SQT es una respuesta al estrés laboral crónico de carácter interpersonal y emocional en profesionales prestadores de servicios y de otras actividades. Este síndrome aparece cuando las estrategias de afrontamiento del individuo no son suficientes o no suficientes para enfrentar sus condiciones de trabajo, de forma que en el trabajador afectado por los estresores laborales el SQT juega un papel de mediador entre el estrés percibido por el trabajador y sus consecuencias en la salud (Gil-Monte y Peiró, 1997). Según Maslach y Jakcson (1986) los síntomas asociados al SQT son: a) La baja realización personal en el trabajo, definida como la tendencia de los profesionales a evaluarse negativamente, a sentirse inconformes consigo mismos, e insatisfechos con sus resultados en el trabajo; b) Alto agotamiento emocional, definido como aquella situación en la que los trabajadores sienten que ya no pueden dar más de sí mismos en el plano afectivo y c) Alta despersonalización, o desarrollo de sentimientos negativos y actitudes de alejamiento, rechazo, descuido en el trabajo, y/o maltrato a las personas hacia quienes se destina el trabajo. No obstante que la propuesta de Maslach y Jackson es la más trabajada mundialmente, algunos autores consideran que este modelo presenta algunas deficiencias y que el instrumento propuesto por Maslash para medir el SQT el cuestionario MBI tiene debilidades de tipo psicométrica (Gil-Monte y Peiró, 1999).

Debido a lo anterior, Gil-Monte (2005) ha desarrollado una variante del modelo original que hasta el momento ha obtenido resultados positivos de validación psicométrica y de consistencia del modelo teórico (Gil-Monte, 2003; Gil-Monte, et.al, 2005; Gil-Monte, et al, 2006; Gil-Monte, Unda & Sandoval, 2007).

En el modelo de Gil-Monte (2005), el síndrome se caracteriza por redefinir los tres componentes que tradicionalmente se han considerado, más la inclusión de un cuarto, la dimensión de culpa que no aparece en los modelos tradicionales del síndrome. La culpa se define por el sentimiento de remordimiento que se ocasionan con motivo del maltrato al que es sometido el usuario. Este autor considera que la despersonalización o indolencia puede tener un carácter funcional, al no permitir que el trabajador se involucre en los problemas del usuario, y al mismo tiempo disfuncional, por significar el trato humillante irrespetuoso y en algunos casos vejatorio hacia las personas objeto del servicio u otros compañeros de trabajo (Gil-Monte et al., 2005). Según este modelo, el SQT se puede presentar con dos perfiles de comportamiento. Un primer perfil, caracterizado por presencia de baja ilusión por el trabajo junto a altos niveles de desgaste psíquico e indolencia, sin que los individuos presenten sentimientos de culpa, respuesta que le permite al trabajador una adaptación al estrés laboral, aunque disfuncional para el usuario y la organización. Un segundo perfil, se caracteriza por tener los tres comportamientos anteriores, más la presencia de remordimiento por no cumplir de manera efectiva con las prescripciones de su rol, no poder dar más de sí mismos por sentirse desgastados y tener un trato negativo e impersonal frente a los usuarios. Este segundo perfil se asocia con los casos clínicos con mayor deterioro en su salud (Gil-Monte, 2005, Gil-Monte, Carretero, Roldan & 2005; Gil-Monte García-Juesas, Núñez, Carretero, Roldán & Caro, 2006).

Otras consecuencias asociadas al SQT son la insatisfacción laboral, la baja motivación, la inclinación al ausentismo y la propensión al abandono del trabajo, todas ellas relacionadas de manera importante con el agotamiento emocional.

(Meliá y Peiró, 1989) Hermosa (2006), plantea que la satisfacción laboral es una de las variables más relacionadas al SQT, asociándose con una baja productividad y efectividad en el trabajo, lo que a la vez se asocia con un decremento en la satisfacción en el trabajo y el agotamiento emocional.

La sobrecarga laboral también se asocia al SQT (Richardsen B. & Leiter, 1992; Zellars, Perrewé, y Hochwarter, 2000; Gil-Monte 2002), siendo uno de los predictores asociados con el sentimiento de agotamiento emocional.

2. El SQT y trabajadores del Sector Salud

El SQT, como la paradoja de atención en salud: el profesional de la salud se enferma en la misma medida que este sana a los pacientes (Molina, 2007) En el año 2000, la Organización Mundial de la Salud, consideraba que los trabajadores estaban expuestos a sufrir riesgos a la salud, debido a las condiciones inseguras con las que laboran día a día. La presencia de estresores y la percepción que el trabajador tiene de que estos riesgos laborales, junto con otros estresores extralaborales (personales, sociales, etc.) y que afectan su salud, se conoce como "factores psicosociales laborales". Según referencias emitidas por la OMS y la Organización Internacional del Trabajo (OIT), tanto los accidentes, como las enfermedades laborales, van en aumento. En tal caso, los estudios sobre el estrés laboral crónico, también conocido como SQT, lo consideran (no en México), como una patología laboral, debida al estrés continuo al que es sometido el médico durante su jornada laboral.

El SQT se manifiesta en mayor frecuencia, cuando este se localiza en el campo de los servicios humanos o en las denominadas, profesiones asistenciales. (Roman H, 2003). Sin embargo esto resulta de vital importancia, dado que, en el sector salud, siempre existe una seria preocupación por la calidad asistencial y el grado de satisfacción del usuario, dedicando menos atención al trabajador sanitario. Sin embargo, el riesgo de desgaste del personal sanitario, justifica cualquier estrategia de prevención, tanto en el ámbito individual como en el de equipo y organización (Olivar, et al. ,1994)

El trabajo del profesional de la salud ha sido visto como un apostolado, en donde, éste desempeña su labor, sometido a grandes demandas, expuesto a todo tipo de riesgos, ya sean ergonómicos, sociales, físicos o psicológicos.

(Román, 2003). En los últimos años, los trabajadores de la salud empiezan a demandar de manera progresiva, la atención a los problemas de salud que se les desencadenan a causa de los riesgos, a los que cotidianamente se enfrentan (Román, 2003).

Cuanto más se inserta en el campo de la salud, el modelo de bienestar biopsicosocial, y se atiende de manera integral el proceso salud-enfermedad del profesional expuesto, más se evidencia, el riesgo de sufrir las consecuencias de las demandas excesivas de trabajo. (Román, 2003).

Según los resultados de un estudio realizado por el Instituto Nacional de la Administración Pública (cfr. Capilla 2000;Sanchez 2001) los profesionales del Sector Salud, acompañados del Sector de la Educación, son los colectivos del Sector Público mas afectados por SQT, pues son profesionales que exigen entrega, implicación, idealismo y servicio a los demás, con un alto grado de exigencia y con una gran tendencia a involucrarse en el trabajo. En un principio se creía que los ejecutivos, eran los profesionales mas afectados por SQT, pero actualmente se sabe que también lo son quienes tienen contacto directo, con pacientes, clientes y usuarios. (Manzano, 2009).

En los trabajadores de la salud la sensación de presentar SQT, es más percibida en trabajadores jóvenes que laboran en el sector salud, en relación a los que tienen menos años de profesión y menor experiencia en el trabajo actual, y que dedican menos horas al ocio. (Armand Grau, et al. ,2008). Ahora bien la proporción de profesionales con la sensación de presentar SQT, es superior en el sexo femenino, y también es mayor en los profesionales que están divorciados o solteros que en los casados o con pareja. Hay un mayor número de profesionales que se sienten con SQT, entre los que declaran tener una enfermedad crónica ó haber estado de baja laboral en el último año ó, entre los consumidores de psicofármacos (tranquilizantes o antidepresivos) y en quienes hacen guardias dentro de sus obligaciones laborales. En relación al tipo de profesiones, la mayor prevalencia de percepción de SQT se observa en enfermería y la menor en los nutricionistas y odontólogos. (Armand Grau, et al. ,2008)

Entre los trabajadores del sector salud, que no se sienten valorados por los pacientes, o por los familiares de los pacientes, o por los compañeros de trabajo, o por los jefes, más de la mitad se catalogan afectados por el SQT, disminuyendo esta cifra a un tercio entre los trabajadores que se sienten valorados en las tres primeras situaciones y a un cuarto en la valoración de sus jefes y que establecen una relación sindical estable. La mayor frecuencia de ausencias laborales, sin problemas físicos de salud que las justifiquen, de la percepción de haber cometido errores asistenciales atribuibles a unas condiciones del trabajo inadecuadas, y del planteamiento de abandono de la profesión, se asocia con una mayor prevalencia de SQT percibido. A medida que aumenta, la intensidad de la atribución a las condiciones laborales de un deterioro de la situación familiar y personal, también se incrementa progresivamente el número de trabajadores del sector salud que se sienten "quemados". Los trabajadores sanitarios sin percepción de *SQT* valoran mejor su experiencia profesional y su situación económica, y también se consideran con mayor capacidad resolutiva. (Armand Grau, et al. ,2008)

Las variables organizacionales observadas en los profesionales del sector salud son consideradas en los estudios revisados sobre *SQT.* El clima laboral, el bienestar laboral, el grado de autonomía, la ejecución en el trabajo, el apoyo social, la ambigüedad de rol y la falta de reciprocidad son elementos a considerar en todo momento en estos tipo de análisis, para la identificación de SQT. En este sentido, los resultados de la investigación han mostrado que cuanto más positivo es el clima laboral (Cuevas, O´Ferrall y Crespo, 1998), el bienestar (Escribá *et al.,* 2000) y la satisfacción laboral

(Cherniss, 1980; García *et al.*, 2000; Graham, Ramirez, Cull y Finlay, 1996; Lim y Yuen, 1998; Lozano y Montalbán, 1999; Zurriaga, Ramos, González-Romá, Espejo y Zornoza, 2000) menor es el estrés que los sujetos perciben en el trabajo. En relación al grado de autonomía o independencia que los profesionales sanitarios pueden percibir en su puesto de trabajo, puede ser considerado como un antecedente en determinadas áreas, como son consulta externa, hospitalización, e incluso laboratorio, debido a la labor dependiente que realizan, como grupo (González *et al.*, 1998). Por otro lado, la ambigüedad de rol, entendida como la incertidumbre entre las exigencias de la propia tarea y los métodos con los que debe ser ejecutada, parece favorecer el desarrollo de SQT (Gil-Monte y Peiró, 1998; Lozano y Montalbán, 1999; Moreno y Peñacoba, 1996). El mismo tipo de relación se produciría en el caso de la falta de reciprocidad de rol, en el sentido de que el personal sanitario podría percibir que tanto los pacientes como la organización no les recompensan de manera proporcional a lo que ellos dan (Gil-Monte, 2001).

Por otro lado, el apoyo social mantendría en el caso del SQT su efecto de amortiguador de las consecuencias del estrés que ha sido establecido para otros tipos de estrés (Cohen y Ashby, 1985; Eastburg, et al. , 1994; Folkman y Lazarus, 1985; Gil- Monte y Peiró, 1996; Iverson, et al, 1998, Koniarek y Durek, 1996). Otros aspectos que han sido relacionados en estudios con este problema son el número de horas de trabajo, tipo de contrato y tipo de servicio, de los cuales se desprende que sufren un mayor grado de desgaste aquellos profesionales que pasan un mayor número de horas de trabajo con un contrato eventual o cambiante, en un servicio donde el impacto emocional es alto, como en los servicios de oncología infantil, cuidados paliativos o hematología (Gil-Monte y Peiró, 1997). Turnipseed et al. (1994) investiga sobre la relación entre el SQT y el ambiente de trabajo e identifica la influencia de diversas variables psicosociales (cohesión entre los compañeros, estructura de la organización, comunicación y presión en el trabajo) que se contribuyen a la presencia del SQT.

Así mismo y en búsqueda de análisis en poblaciones de médicos mexicanos, se encuentra, un estudio realizado en médicos familiares de base del Instituto Mexicano del Seguro Social en el Guadalajara, México, en donde, se encontró una prevalencia al SQT del (42.3%) evaluada a través de instrumentos como MBI (La Escala de Valoración de Maslach Burnout Inventory) y mostró lo presencia de redes sociales de apoyo que mantienen los médicos familiares, siendo estas favorables, en un orden ideal de subjetividad como de objetividad. (Aranda, et al., 2004)

3. El SQT y daños a la salud en trabajadores del Sector Salud

El concepto central de los factores psicosociales del trabajo es el fenómeno del estrés (Juárez, 2005). Existen diversos factores psicosociales (estresores laborales) que influyen de manera negativa en la salud mental y cardiovascular de los trabajadores (Deverauz et al., 1999); Entre estos estresores resaltan la carga de trabajo, las relaciones interpersonales, el grado de control sobre la actividad y el reconocimiento social, todos fuertemente asociados con la producción de estrés y distintas enfermedades (Karasek, et al. , 2000; Jonge , et. Al. , 2000), así como con efectos en la salud mental de los trabajadores, como el SQT (Maslach y Jackson, 1986; Gil-Monte, 2005).

Las consecuencias del SQT en la salud descritas en la literatura son entre otras: fatiga, cefaleas, enfermedad cardiovascular, gastrointestinales, alteraciones del sueño, alteraciones del animo y labilidad emocional (Freudenberger, 1977). Entre los efectos en la salud asociados con el SQT que han sido reportados por diferentes autores, se mencionan al síndrome metabólico, la desregulación del eje hipotálamo-pituitaria-suprarrenal junto con la activación del sistema nervioso simpático, perturbaciones del sueño, inflamación sistémica, inmunidad dañada, alteraciones de la coagulación y fibrinólisis, enfermedades cardiovasculares y músculo-esqueléticas y estilos de vida inadecuados (Hokonen, et.al. , 2000).

Las características de trabajo adversas y el pobre apoyo social han sido asociados con un riesgo aumentado de tener una enfermedad cardiovascular y otros efectos adversos en adultos aparentemente saludables (Schnall P, Belkic K, Landsbergis P & Baker D. 2000). De igual forma la presencia de condiciones de trabajo riesgosas y la ausencia o presencia de apoyo social por los compañeros de trabajo están fuertemente asociados con la producción de estos efectos en la salud de los trabajadores (Steptoe & Willemsen, 2004).

Diferentes autores han reportado a la micro-inflamación como uno de los mecanismos implicados en la asociación entre la presencia del SQT y la morbilidad de padecimientos cardiovasculares. Para estudiar esta asociación se han utilizando como indicadores de micro-inflamación, a las concentraciones séricas de la proteína C-reactiva de alta-sensibilidad (hs-CRP) y el fibrinógeno (Melamed et al., 2006). Estudiar la asociación entre el SQT y la presencia de inflamación es importante por que diferentes reportes identifican a la inflamación crónica con la iniciación y desarrollo de la aterosclerosis y la ulterior precipitación de otros padecimientos cardiovasculares (Brotman, Golden & Wittstein, 2007). Por ejemplo, en un estudio de obreros sin antecedentes de enfermedad cardiovascular, se encontró una asociación positiva entre el SQT y molestias somáticas y niveles elevados de presión arterial, colesterol, glucosa, triglicéridos, ácido úrico y lipoproteínas de baja densidad (LDL) (Relamed, et al. , 1992; Relamed, et al. , 2006).

También se han observado diferencias en los impactos del SQT en los marcadores de micro-inflamación dependiendo del sexo. En el caso de las mujeres, el SQT esta positivamente asociado con los niveles altos de hs-CRP y fibrinogeno; mientras que en los hombres, la depresión se asoció positivamente con la hs-CRP y el fibrinogeno, pero no el SQT (Grossi, et al. , 2005).

Otros indicadores del estrés son la excreción nocturna de cortisol, los niveles de citocinas IL-6 e IL-2 y el estado antioxidante; en individuos con SQT estos marcadores también se encuentran alterados (Janszkya, et al. , 2006).

La condiciones estresantes y la tensión generada en los sitios de trabajo pueden provocar la formación de excesivos radicales libres y presencia de estrés oxidativo. Entre los efectos del SQT en el balance antioxidante del organismo, se ha reportado un incremento de la peroxidación de los lípidos de las membranas celulares en los afectados. Este daño se determina por medio de los niveles de malondialdehido, en personal de urgencias hospitalarias que padecen el síndrome,

se ha reportado una correlación positiva entre el malondialdehido y el SQT estimado por el Inventario de Maslach (Casado, et.al. , 2006).

Los diferentes impactos del SQT y las condiciones de trabajo en la salud de los trabajadores y en especial de la salud cardiovascular deben de ser estudiados en nuestra población de forma que permitan fijar una política de prevención adecuada para evitarlos, tal como ya ha sido desarrollado en otros países (Belkic, et al., 2000).

4.-SQT y Salud en los Trabajadores del Sector Salud

El SQT pareciera ser una importante presencia de cansancio físico, agotamiento emocional, cognitivo y el cansancio resultante de un estrés crónico, y aunque se superpone que con la fatiga se deben precipitar con mas frecuencia la enfermedad física y sin embargo no es completamente claro. Este estudio exploratorio, realizado entre 104 trabajadores libres de la enfermedad cardiovascular (ECV), probó la asociación entre el agotamiento y dos de sus concomitantes común, uno era la tensión y el segunda la apatía y así mismo, los factores de riesgo cardiovascular. Ahora bien fue importante excluir a cinco posibles factores de confusión (edad, peso relativo, tabaquismo, consumo de alcohol y la actividad deportiva), para evitar sesgo y lo que se encontró fue: Que las puntuaciones de SQT más tensión (tensión-SQT) se asociaron con quejas somáticas, y alteración de los valores normales de colesterol, glucosa, triglicéridos, ácido úrico, y, marginalmente, con alteraciones del Electrocardiograma. Los trabajadores que puntúan alto en tensión, también presentaron alteraciones, significativamente más altas en niveles de lipoproteínas de baja densidad (LDL), y por el contrario, las puntuaciones de SQT, más apatía se asociaron significativamente con alteraciones en la glucosa y negativamente con la presión arterial diastólica. (Melamed, et al.,1992)

El SQT, parece ser el resultado de la ineficacia frente al estrés permanente, de tal forma que el agotamiento crónico se asocia con un estado de sobreexcitación somática y fisiológica, en donde, es probable que la productividad laboral no se logre satisfactoriamente. Y así se menciona que trabajadores que muestran síntomas de agotamiento crónico, tienen síntomas que duran al menos seis meses, y en comparación con aquellos sin síntomas de agotamiento y síntomas de agotamiento no crónico, presentan niveles altos de tensión en el trabajo, irritabilidad al termino de la jornada laboral diaria, trastornos del sueño y niveles altos de cortisol durante la jornada de trabajo. Por lo que se sugiere que el agotamiento crónico se asocia con la activación somática elevada y niveles elevados de cortisol salival. Esto puede ser parte del mecanismo en que se basa la asociación entre el desgaste y el riesgo de sufrir un evento cardiovascular. (Melamed, et al., 1999)

La evidencia acumulada sugiere que el agotamiento y el concepto relacionado de agotamiento vital se asocian con un mayor riesgo de enfermedad cardiovascular y los eventos cardiovasculares relacionados. De tal forma que se ha documentado una asociación entre SQT y síndrome metabólico, así como con la desregulación del eje hipotalámico-hipofisario-adrenal, junto con la activación del sistema nervioso simpático, trastornos del sueño, inflamación sistémica, deterioro de las funciones de la inmunidad, trastornos en la coagulación y la fibrinólisis. La asociación entre SQT y agotamiento vital con estos mediadores de enfermedad sugiere que su impacto sobre la salud puede ser más amplio de lo que actualmente se reconoce. (Melamed, 2006)
Hoy en día se sugiere que las personas que presentan SQT y agotamiento físico tendrán dos veces mas riesgo de desarrollar un infarto agudo al miocardio (IM), y sin que influya la edad, la hipertensión arterial, el tabaquismo y los niveles de colesterol, luego entonces podemos sugerir que en un estado de agotamiento físico antes de ser un infarto agudo al miocardio es a menudo una reactivación de los períodos anteriores de la ruptura en la adaptación al estrés, (Appels, 1991).
Entre los pacientes con enfermedades cardiovasculares, la depresión y la ansiedad son muy comunes, con una prevalencia que oscila del 15% al 50%.

Muchos estudios de tipo epidemiológico, con largos períodos de seguimiento han mostrado que los trastornos psicosociales (en particular, los trastornos depresivos) se asocian con un mayor riesgo de incidencia de eventos cardiovasculares, rehospitalización, y alta mortalidad por todas las causas aparentes, tanto en pacientes con enfermedad cardiaca manifiesta y en la población general. Las razones que apoyan esta asociación están representados por el estilo de vida poco saludables (es decir, el hábito de fumar persistente, el cumplimiento inadecuado para recetas médicas, etc) asociado con trastornos psicosociales, y por alteraciones funcionales del eje hipotálamo-hipófisis-adrenal, leucopenia transitoria, disfunción paquetária y autonómica del sistema nervioso central y periférico. Algunos estudios observacionales y ensayos clínicos con un pequeño número de pacientes incluidos sugieren que estas alteraciones son atenuadas por el tratamiento de la psicopatología con antidepresivos / ansiolíticos. Sin embargo, ningún ensayo clínico aleatorio ha demostrado aún que estos fármacos pueden reducir el riesgo de eventos clínicos desfavorables asociados con los trastornos psicosociales, aun cuando existe documentada la asociación de los trastornos psicosociales con un mayor riesgo cardiovascular, y la demostración de que algunos antidepresivos y ansiolíticos como agentes farmacológicos afectar favorablemente las alteraciones fisiopatológicas asociadas a estos trastornos. (Monami et.al., 2007)

La enfermedad física es más común entre los sujetos con SQT, que los que no presentan enfermedad física, y la prevalencia de las enfermedades va en aumentó, de tal forma que el SQT se relaciona con las presencia de enfermedades cardiovasculares con mas frecuencia en el sexo masculino y los trastornos musculoesqueléticos en el sexo femenino, y estas asociaciones no se explican por factores sociodemográficos en concreto, y así la prevalencia de los trastornos musculoesqueléticos y las enfermedades

cardiovasculares aumenta con la severidad de las tres dimensiones del SQT y no solo con el agotamiento. (Honkonen, et. al. ,2006)
Otro resultado interesante de discutir es la presencia de la Hipertensión Arterial, la cual se presenta en trabajadores de la salud, de igual forma en hombre que en las mujeres presentando mayores tasas de hipertensión en las mujeres, al igual que el mayor porcentaje en los diferentes grupos de edades. Considerando el alto porcentaje de pacientes con trastornos cardiovasculares en las edades de 30-39 años y conociendo que precisamente en edades tempranas es donde la Enfermedad Isquémica Coronaria tienen una evolución más sombría, y se hace necesario reflexionar en la necesidad de medidas preventivas y de promoción a la salud.(Robaina et. Al 1999)
Ahora bien, en un intento de hacer énfasis, sobre las enfermedades más frecuentes en el personal hospitalario se encontró, en primer lugar a las enfermedades respiratorias con un 27%, después se encontró a la cefalea o migraña y enfermedades vertebrales en un 15%, para posteriormente observar que el dolor abdominal y rinitis alérgica ocupan un 12%,y así la depresión, la ansiedad, como la enfermedad diarreica aguda (EDA) son el 9% y, por ultimo el asma y enfermedad coronaria en 1%.(Ruiz et al. ,2006)
Sin embargo el ausentismo representó el 29% del tiempo total perdido por enfermedad y fueron los trastornos músculo-esqueléticos, cefalea o migraña y la enfermedad cardiovascular, las enfermedades que más provocaron este fenómeno. De hay que las enfermedades respiratorias, migraña y trastornos vertebrales son las que mas causan pérdida de productividad y son la lumbagia, cefalea o migraña y ansiedad o depresión, las que causan cuantiosas pérdidas a la institución representado en el tratamiento médico y ausentismo laboral. (Ruiz et al. ,2006).

Estudios epidemiológicos, demuestran que la lumbalgia es otro de los principales problemas de salud laboral del personal responsable del cuidado de los pacientes a nivel hospitalario, la misma, es causa de elevadas tasas de morbilidad ausentismo laboral y demandas por compensación de accidentes o enfermedad profesional a nivel mundial.(Galindez L. y Rodríguez Y., 2007)

Y si bien es obvio que la manipulación de elementos punzocortantes no carece de riesgos, su verdadera peligrosidad no suele estar siempre presente en la mente de enfermeras, médicos o cirujanos. En Estados Unidos, el Centro Nacional para el Control de las Enfermedades (CDC) ha registrado para el 2006, que 194 000 casos de profesionales de la salud que contrajeron el VIH y Hepatitis C fue por accidentes en la manipulación de elementos cortopunzantes. Y también reportes por el International Health Care Worker Safety Center, del Colegio de Medicina de la Universidad de Virginia, Estados Unidos, establecen que cada año, en Estados Unidos, entre 200 y 500 profesionales de la salud contraen VIH y Hepatitis C a través de heridas con elementos cortopunzantes.

V Objetivos e Hipótesis

Objetivos generales	Hipótesis generales
- Identificar la prevalencia de presentación del SQT y sus perfiles, de acuerdo al modelo de Gil-Monte, en trabajadores de la Unidad de Medicina Familiar.N0. 96	- La prevalencia de presentación del SQT será elevada en trabajadores de la Unidad de Medicina Familiar. No 96
- Examinar la asociación entre el SQT, de acuerdo al modelo de Gil-Monte, e indicadores de salud cardiovascular y estrés oxidativo en trabajadores de la Unidad de Medicina Familiar. No 96	- Se observará una asociación entre el SQT y diferentes indicadores negativos de salud cardiovascular, y estrés oxidativo en trabajadores de la Unidad de Medicina Familiar. No 96
Objetivos específicos	**Hipótesis específicos**
- Conocer la prevalencia de presentación de los dos perfiles del SQT en los trabajadores estudiados, en la Unidad de Medicina Familiar. No 96.	- La prevalencia de presentación de los dos perfiles del SQT será diferentes en trabajadores en la Unidad de Medicina Familiar. No 96
-Establecer y evaluar la relación entre el SQT y la biometría hemática, la presencia de marcadores de estrés oxidante, y padecimientos cardiovasculares por sexo, edad, turno, contrato, estado civil y antigüedad laboral en los trabajadores la Unidad de Medicina Familiar. No 96.	-El SQT se asocia de forma positiva la biometría hemática, la presencia de marcadores de estrés oxidante, y los padecimientos cardiovasculares, cuya presencia será diferente por sexo, edad, turno, contrato, estado civil y antigüedad laboral, en los trabajadores la Unidad de Medicina Familiar. No 96

VI Metodología científica.

- *Diseño de estudio*

Es un estudio analítico, transversal y correlacional, por medio del cual se realizará la medición de variables psicosociales y antropométricas a los trabajadores participantes, ubicados en la Unidad de Medicina Familiar. No 96, analizando la asociación entre las diferentes variables involucradas.

- *Poblaciones de estudio*

Las poblaciones de interés para el estudio son todos los trabajadores que laboran en la Unidad de Medicina Familiar. No 96.

- *Selección de las muestras*

Se obtendrá una muestra a conveniencia, considerando a los trabajadores que se encuentran adscritos a la Unidad de Medicina Familiar. Se solicitó y tramitó la autorización en la Unidad de Medicina Familiar. No 96 para la realización de la aplicación de los cuestionarios y mediciones antropométricas.

Posteriormente se proporcionará a los trabajadores información sobre el proyecto y aquellos que estén de acuerdo en participar firmarán una carta de consentimiento.

- *Aspectos éticos.*

El proyecto fue evaluado por el Comité de Investigación de la FES Zaragoza en sus aspectos éticos. Los participantes tendrán el derecho de retirarse del estudio

en cualquier momento y tendrán un contacto permanente con el responsable técnico del proyecto.

- Instrumentos

1. Determinación del SQT

1.1 Cuestionario para la Evaluación del Síndrome de Quemarse por el Trabajo
(CESQT)

Para la determinación del SQT se utilizará el Cuestionario para la Evaluación del Síndrome de Quemarse por el Trabajo (CESQT). Está formado por 20 ítems que se distribuyen en cuatro subescalas denominadas: ilusión en el trabajo, desgaste psíquico, Indolencia y culpa. Se considera la presencia del SQT con puntuaciones
altas excluida la dimensión de culpa. Se consideran casos graves cuando los sujetos puntúan bajo en ilusión y alto en desgaste psíquico e indolencia (Perfil 1) y casos muy graves cuando se acompaña lo anterior con culpa (Perfil 2).

2. Diagnóstico de condiciones laborales asociadas

2.1 Cuestionario de evaluación de Tención Laboral

Se utilizará el Cuestionario de Contenido del Trabajo, versión corta, desarrollado por Karasek et al. (1985, 1998) y validado en México por Juárez (en prensa). A este se le han agregado dos componentes del cuestionario ISTAS, versión corta (2003), lo referente a la Doble presencia y el Reconocimiento en el trabajo.

3. Estado de salud y variables biológicas

3.1 Cuestionario sobre problemas de salud

Se aplicará un cuestionario para obtener la información demográfica de los participantes, antecedentes de salud y malestares asociados con el SQT.

3.2 Pruebas de estrés oxidante.

Los niveles de nitritos se medirán con la reacción de Griess. Los valores de ceruloplasmina en plasma se evaluarán por medio de un ensayo de immunodifusión radial, utilizando suero de conejo anticeruloplasmina humana.

3.3 Toma de peso, talla y presión arterial

Para el cálculo de la presión arterial media se utilizará el procedimiento propuesto por Schnall et al. (2000). La toma de peso y talla y la medición del diámetro de la cintura y la cadera se realizará de acuerdo a la normas NOM-174-SSA1-1998 (SSA, 1998) y se utilizarán los puntos de corte para clasificación de dislipidemias de la NOM-037-SSA2-2002 (SSA, 2002).

- *Procedimientos*

1. Aplicación de los instrumentos

Estudiantes de licenciatura y posgrado previamente entrenados realizarán la aplicación de los cuestionarios en los diferentes centros de trabajo, previa autorización de los mismo y habiendo obtenido el consentimiento de los trabajadores participantes. Existirá un supervisor de campo que organizará las actividades, las coordinara y evaluará la calidad de los datos recolectados.

2. Toma de muestras biológicas

La toma de muestras se realizará por estudiante de la licenciatura de Q.F.B. previamente entrenados, utilizando material estéril. Las muestras serán almacenadas en congelamiento en el Laboratorio de Microbiología e Inmunología de la FES Zaragoza.

3. Análisis Ceruloplasmina:

Método:

-Se pesaron 0.6 g de agarosa, en una balanza analítica

- Se colocaron en un matraz de 250 ml, se le agrego 60 ml de agua destilada y una pizca de azida de sodio.

- Se coloco el matraz en el horno de microondas durante 1 minuto para disolver la agarosa

-Se colocaron 2 ml de agarosa con una pipeta graduada en tubos de 13X100 que reposaban en un baño metabólico a 45°C.

5.-A cada tubo se le agrego 150 µl de suero de conejo anti ceruloplasmina humana, se mezclaron en un vórtex y se vaciaron en placas Falcon de 35 mm, evitando la formación de burbujas.

8.-Las placas se dejaron reposar hasta alcanzar la solidificación

9.-Se realizaron perforaciones de 5 mm en el agar y se utilizaron el mismo día de su elaboración.

Procesamiento de la muestra

1. Se colocaron 5 µl de cada muestra en el orificio de los pozos de las placas
2. Estos fueron identificados de acuerdo a su código de numeración
3. Se realizo una curva de calibración usando un estándar de ceruloplasmina humana a diferentes concentraciones: 15, 30, 45 y 60 mg/dL.
4. Las placas se refrigeraron durante 48 horas
5. Se midieron los diámetros de los halos de precipitación con una regla métrica.
6. Se interpolaron los diámetros de las muestras en la curva de calibración y se calcó la concentración de ceruloplasmina.

Valor de referencia:34 a 48 mg/dl

4. Análisis de nitritos

Nota: en éste análisis se reduce los NO3 en NO2 mediante el cadmio metálico.

Se colocaron en tubos de 13 x 100 limpios, 0.500g de cadmio metálico en la campana de extracción. El cadmio se platea con una solución acuosa de CuSO4 al 5 % (2 ml), se agita en un hasta que el cadmio se platea aproximadamente durante 10 minutos en un rocker, se lava exhaustivamente, con agua destilada para eliminar el cobre, 3 lavados con el tubo lleno y después se lava, con acido clorhídrico 0.1 N para remover todo Cd (OH)2, aproximadamente, dos volúmenes con el tubo lleno. Después de lava el cadmio con NH4Cl (Solución acuosa al 5 % ajustado el pH a 9 con borato de sodio, con un volumen. Nota: el cadmio se puede guardar en esta solución hasta el ensayo y se puede volver a reutilizar, lavando sin necesidad de platear el cadmio.

Sulfato de zinc para desproteinizar:

Se prepara una solución de Sulfato de zinc pesando 300g/L o 30g/dl.

Preparación de reactivos:

*Solución acuosa de acido acético al 15% (V/V)

*Reactivo de sulfanilamida

Disolver 0.5 g de sulfanilamida en 150 ml de Acido acético al 15%.Etiquetarlo y mantenerlo en un frasco protegido de la luz.

*Reactivo de NED

Disolver 0.2 g de N-(1-Naftil)-etilendiamino diclorhidrato en 150 ml de acido acético al 15%. Etiquetarlo y guardarlo en un frasco protegido de la luz.

Protocolo:

A 100µl de plasma se le adiciona 300µl de agua bidestilada (la dilución es 1:4), se le tiran 20 µl y se le adicionan 20 µl de la solución de sulfato de zinc, se mezcla bien y el precipitado se separa por centrifugación a 10 000g por 5 minutos

Tomar un tubo con el cadmio activado y tirarle el NH4Cl escurriendo bien, y se adiciona al tubo todo el sobrenadante de la muestra donde se precipitaron las proteínas y se deja en agitación y tapado con parafilim, en rocker durante 15 minutos, se centrifugan los tubos a 3500g durante 5 minutos y se toman 200 µl de sobrenadante para el ensayo

Se prepara una solución patrón de nitrito de sodio ($NaNO_2$) a 2 µg/ml. Nota se debe de prepara al momento.

Se pesaron 0.020 gramos y se aforo a 100 mL, se tomo de 1 ml y se aforo a 100 ml, para tener una solución 1:100 y con esto se obtiene una solución a concentración de 200µ/dl.

Tabla 1. Muestra la curva de calibración

Tubo	Estándar	Agua destilada	Absorbancia
1	0	900	0
2	100	800	0.127
3	200	700	0.228
4	300	600	0.368
5	400	500	0.457
6	500	400	0.580
Muestra	200 del sobrenadante	700	---
Adicionar 50µl de sulfanilamida .Incubar 10 minutos			Notar: Resultado útil para el calculo de la concentración de nitritos en las muestras
Adicionar 50 µl del reactivo de NED, mezclar e incubar 30 minutos			
Leer a 540 nm			

Grafico.1. Muestra la Curva de calibración.

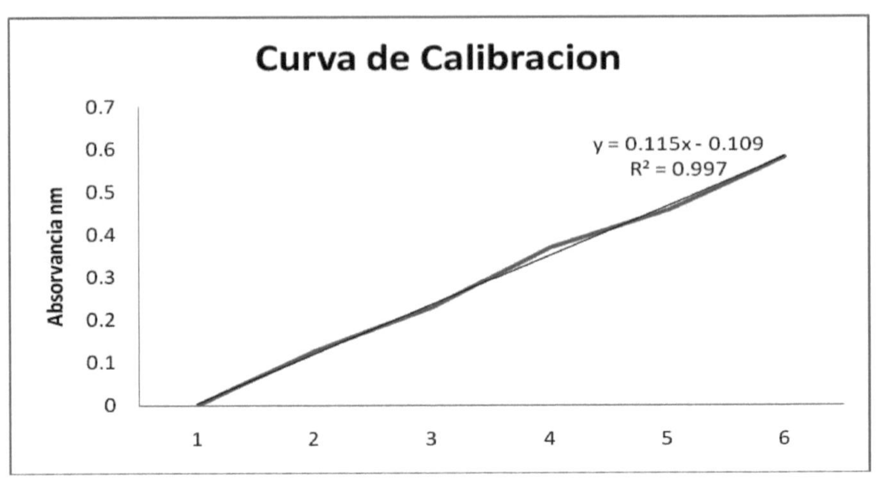

5. Análisis de Peroxidación lipídica

Estándar: tretametoxipropano (TMP)

-Acido Ortofosfórico 0.2M

-TBA 0.11M/L:800 mg de TBA disuelto en %0 mL de NaOH 0.1M

-N-butanol

-Butiril-hidroxitolueno (BHT) 12.6mM

-NaCl solución saturada.

Curva de calibración

-Solución madre:1 m M/L de TMP (tetranetoxipropano) 17µL de TMP en 100mL de agua bidestialda.

-Solución de trabajo:0.2mM /L (1mL de TMP 1 mM/L y añadir 4 mL agua bidestilada) Nota.Preparar en cada uso

-Realizar 7 diluciones

Tabla 2. Calibración de la solución de trabajo

TUBO	TMP	AGUA	TBA 1 %
1	0	600	150
2	20	580	150
3	50	550	150
4	100	500	150
5	200	400	150
6	400	200	150
7	500	100	150
8	600	0	150

Se incubaron durante 15 minutos en un baño de agua hirviendo, se le adiciono 4 mililitros de n-butanol, la solución se centrifugo a 3000rpm durante 10 minutos y se leyó a 532 nm.

Método TBA

I

-Se coloco cada una de las muestras en un tubo heparinizado

-Se centrifugo a 3000prm/5 minutos

-Se separó el plasma y se le agregaron 10µL de BHT a 2mM

-Se colocaron 400µL de plasma con 50µL de BHT 12.6 mM y 400µL de acido ortofosfórico 0. 2M

-Se mezclo en vortex por uno 10 segundos

-Se adiciono 50µL de TBA 0.11M/L y se mezclo con vortex nuevamente

II

-Los tubos con la mezcla de reactivos se les tapo con papel aluminio y se colocaron en un baño de agua a 90°C/45 minutos

-Pasado el tiempo a los tubos se le coloco en hielo y se le agrego 1000µL de n butanol y 100µL de NaCl solución saturada. Agitar vigorosamente/30 segundos.

-Se centrifugo a 5000rpm/1 minuto

-Se transfirió 500µL de la fase de butanol a una celda.

-Finalmente se midió la absorbancia a 535nm

6. Procesamiento de la información

-Se elaborará una base de datos que permitirá el vaciado de la información de forma automatizada, y para su posterior análisis, haciendo uso de la paquetería del EXCEL versión 2007, Español y SPSS, versión 15.0, Español para el correcto análisis de la misma.

- Análisis de la información

Se presentarán tablas de resumen que describan las variables estudiadas. Las diferentes hipótesis se evaluarán utilizando las pruebas de Mann-Whitney en el caso de variables continuas y Ji cuadrada para variables cualitativas.

El presente análisis se realizara considerando los siguientes percentiles:

-Percentil 10 para Ilusión por el trabajo con 1.44

-Percentil 75 para desgaste por el trabajo con 1.25

-Percentil 75 para desencanto por el trabajo con 0.83

-Percentil 75 para culpa por el trabajo con 1.0

Variables

Tabla 3. Distribución de variables

TIPOS	VARIABLES	OPERACIONALIZACION
DEPENDIENTES	- Alteración de marcadores de estrés oxidante.	-Presión sistólica y diastólica
	- Incremento de la presión arterial.	-Enfermedades cardiovasculares Reportadas
	- Frecuencia de padecimientos cardiovasculares.	-Cuestionario del estado de salud
	- Percepción del estado de salud.	-Presión arterial en mmHg.
	- Presión arterial	-Cuestionarios CS Q T
	- Síndrome de quemarse por el trabajo	- Peroxidación, nitritos, ceruloplasmina
INDEPENDIENTES	- Síndrome de quemarse por el trabajo	-Cuestionarios CS Q T
	- Tensión laboral	-Cuestionario de Contenido del Trabajo (Karasek)
CONFUSION	-Tipo de trabajo	-Cuestionario de evaluación de Satisfacción Laboral
	- Satisfacción Laboral	
	- Sexo	-Cuestionario de información Demográfica e Historia Laboral.
	- Edad	
	- Antigüedad Laboral	-Dimensiones en cm.
	- Peso, Talla, Cintura, Cadera	

Recursos

-Grupo de trabajo

- Instituciones participantes.

Especialización en Salud en el Trabajo y Carrera de Psicología, Facultad de Estudios Superiores Zaragoza, Universidad Nacional Autónoma de México

Francisco Villeda-Medicina del Trabajo-IMSS

- Humana

- Estudiante: Inscrito en el posgrado de la Facultad de Estudios Superiores Zaragoza, UNAM, "Especialización de Salud en el Trabajo"

- Financiera

Recursos no disponibles para el proyecto.

- Administrativa

- Apoyo del Departamento de recursos Financieros de la FES Zaragoza
- Otros: Convenio de colaboración con el IMSS en la Unidad de Medicina Familiar No.96.

VI Resultados

Se obtuvo una muestra de 83 trabajadores de la Unidad de Medicina Familiar En México del IMSS, con los siguientes resultados:

Grafico 2. Distribución por Edad de trabajadores de la UMF En México

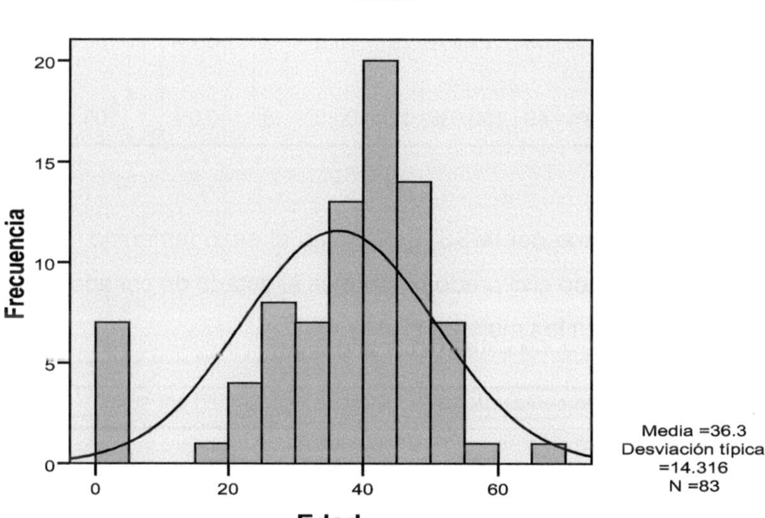

1. ***Características Socio demográficas y Condiciones generales de trabajo.***

1.1 ***Características socio demográficas***

Tabla 4. Muestra el porcentaje de distribución de estado civil por sexo.													
		Estado Civil										Total	
		Soltero		Casado		Unión libre		Divorciado		Viudo		soltero	
		N	%	N	%	N	%	N	%	N	%	N	%
Sexo	Hombre	6	33.3%	14	28.6%	3	25.0%	1	33.3%	0	0.0%	24	28.9%
	Mujer	12	66.7%	35	71.4%	9	75.0%	2	66.7%	1	100.0%	59	71.1%
Total		18	100.0%	49	100.0%	12	100.0%	3	100.0%	1	100.0%	83	100.0%

Chi cuadrada:* p<0.9

En la UMF En México del IMSS, predomina el sexo femenino, respecto al masculino, y el estado civil predominante es el estado de casado, siendo de igual forma mayor en las mujeres (Tabla 4).

Tabla 5. Muestra el porcentaje de distribución de escolaridad por sexo.															
		Escolaridad													
		Primaria		Secundaria		Preparatoria		Técnico		Profesional		Posgrado		Total	
		N	%	N	%	N	%	N	%	N	%	N	%	N	%
Sexo	Hombre	0	0.0%	3	21.4%	9	47.4%	8	25.0%	4	28.6%	0	0.0%	24	28.9%
	Mujer	1	100.0%	11	78.6%	10	52.6%	24	75.0%	10	71.4%	3	100.0%	59	71.1%
Total		1	100.0%	14	100.0%	19	100.0%	32	100.0%	14	100.0%	3	100.0%	83	100.0%

Chi cuadrada: *p <0.3

La escolaridad de mayor frecuencia en los trabajadores de la UMF No.96 es de Técnico y las mujeres tienen mayor grado académico que los hombres. (Tabla 5)

Tabla 6. Muestra el porcentaje de distribución de número de hijos por sexo

		Numero de hijos														Total	
		0		1		2		3		4		5		6		0	
		N	%	N	%	N	%	N	%	N	%	N	%	N	%	N	%
Sexo	Hombre	5	31.3%	8	44.4%	4	22.2%	5	20.0%	1	50.0%	0	0.0%	1	100.0%	24	29.3%
	Mujer	11	68.8%	10	55.6%	14	77.8%	20	80.0%	1	50.0%	2	100.0%	0	0.0%	58	70.7%
Total		16	100.0%	18	100.0%	18	100.0%	25	100.0%	2	100.0%	2	100.0%	1	100.0%	82	100.0%

Chi cuadrada: *p< 0.3

El número de hijos más frecuente que tienen los trabajadores de la UMF. En México es de tres, ocupando la mayoría en mujeres que en hombre. (Tabla 6)

1.2 Condiciones generales de trabajo

Tabla 7. Muestra el porcentaje de distribución de tipo de contrato por sexo.

		Tipo de Contrato							
		Interinato		Base		Confianza		Total	
		N	%	N	%	N	%	N	%
Sexo	Hombre	3	23.1%	21	30.9%	0	.0%	24	28.9%
	Mujer	10	76.9%	47	69.1%	2	100.0%	59	71.1%
Total		13	100.0%	68	100.0%	2	100.0%	83	100.0%

Chi cuadrada: *p<0.5

El mayor número de trabajadores tienen contrato de base y en menor proporción de interinato y confianza. (Tabla 7)

Tabla 8. Muestra el porcentaje de distribución de tipo de puesto por sexo.									
		Tipo de puesto							
		Enfermería		Médicos		Asistentes sociales y trabajo social		Total	
		N	%	N	%	N	%	N	%
Sexo	Hombre	19	35.8%	0	0.0%	5	19.2%	24	28.9%
	Mujer	34	64.2%	4	100.0%	21	80.8%	59	71.1%
Total		53	100.0%	4	100.0%	26	100.0%	83	100.0%

Chi cuadrada: *p< 0.1

Existe mayor proporción de personal de enfermería y de estos existe mayor presencia de mujeres respecto a los hombre. (Tabla 8)

Tabla 9. Muestra el porcentaje de distribución de turno por sexo.							
		Turno					
		Matutino		Vespertino		Total	
		N	%	N	%	N	%
Sexo	Hombre	18	30.0%	6	26.1%	24	28.9%
	Mujer	42	70.0%	17	73.9%	59	71.1%
Total		60	100.0%	23	100.0%	83	100.0%

Chi cuadrada: *p< 0.7

En ambos turnos, matutino y vespertino existe mayor proporción de mujeres respecto a los hombres. (Tabla 9)

2. *Prevalencia de fatiga entre la población trabajadora*

Tabla 10. Muestra el porcentaje de distribución de Fatiga por sexo

		Fatiga								Total	
		No fatigado		Poco fatigado		Algo fatigado		Muy fatigado		No fatigado	
		N	%	N	%	N	%	N	%	N	% de Fatiga
Sexo	Hombre	18	47.4%	4	12.5%	2	18.2%	0	0.0%	24	28.9%
	Mujer	20	52.6%	28	87.5%	9	81.8%***	2	100.0%***	59	71.1%
Total		38	100.0%	32	100.0%	11	100.0%	2	100.0%	83	100.0%

Chi-cuadrada de: ***p< 0.005

Existe una mayor frecuencia de personal algo fatigado y muy fatigado en mujeres que en hombres, con una diferencia estadísticamente significativa. (Tabla 10)

3. *Prevalencia del síndrome de quemarse por el trabajo*

La cantidad de 82 trabajadores no presentaron SQT, sin embargo algunos muestran los síntomas que caracterizan a esta entidad, como lo son, baja ilusión por el trabajo, desencanto y des por el trabajo y por ultimo culpa por el trabajo, razón por la cual mostrare la forma en que esto se distribuyo en mi población de estudio trabajada. Ahora bien con todo esto quiero mencionar que solo un trabajador presento Perfil 2 (1.2%) y aunque solo es uno el elemento de la muestra bien vale la pena mostrar sus diferencias con el resto de la población.

3.1 Ilusión por el trabajo

Tabla 11. Muestra la asociación entre la presencia de Ilusión por el trabajo y el sexo							
		Sexo				Total	
		Hombre		Mujer			
		N	%	N	%	N	%
Ilusión	Baja	4	16.7%*	8	13.6%	12	14.5%
	Normal	20	83.3%	51	86.4%	71	85.5%
Total		24	100.0%	59	100.0%	83	100.0%

Chi-cuadrada de *p<0.7

La presencia de tener mayor riesgo de ilusión baja por el trabajo es mayor en hombres que en las mujeres (Tabla 11)

Tabla 12. Muestra la asociación entre la presencia de Ilusión por el trabajo y el estado civil							
		Estado civil				Total	
		Soltero, viudo y divorciado		Casado y unión libre			
		N	%	Recuento	%	N	%
Ilusión	Baja	4	18.2%*	8	13.1%	12	14.5%
	Normal	18	81.8%	53	86.9%	71	85.5%
Total		22	100.0%	61	100.0%	83	100.0%

Chi-cuadrada de *p<0.5

La categoría de estado civil, soltero, viudo y divorciado, por no contar una pareja estable, tiene mayor riesgo de Ilusión baja por el trabajo. (Tabla 12)

Tabla 13 Muestra la asociación entre la presencia de Ilusión por el trabajo y turno							
		Turno					
		Matutino		Vespertino		Total	
		N	%	N	%	N	%
Ilusion2	Baja	10	16.7%*	2	8.7%	12	14.5%
	Normal	50	83.3%	21	91.3%	71	85.5%
Total		60	100.0%	23	100.0%	83	100.0%

Chi-cuadrada de *p <0.3

En el turno matutino tiene mayor riesgo de ilusión baja por el trabajo que en el turno vespertino. (Tabla 13)

Tabla 14. Muestra la asociación entre la presencia de ilusión por el trabajo y el tipo de contrato									
		Tipo de Contrato						Total	
		Interinato		Base		Confianza		Interinato	
		N	%	N	%	N	%	N	%
Ilusión	Baja	4	30.8%*	8	11.8%	0	.0%	12	14.5%
	Normal	9	69.2%	60	88.2%	2	100.0%	71	85.5%
Total		13	100.0%	68	100.0%	2	100.0%	83	100.0%

Chi-cuadrada de *p <0.1

El personal bajo régimen de contratación por interinato tiene mayor riesgo de ilusión baja por el trabajo (Tabla 14)

3.2 Desgaste por el trabajo.

Tabla 15. Muestra la asociación entre la presencia de desgaste por el trabajo y el sexo								
		Sexo				Total	
		Hombre		Mujer			
		N	%	N	%	N	%
Desgaste	Alto	4	16.7%	14	23.7%*	18	21.7%
	Normal	20	83.3%	45	76.3%	65	78.3%
Total		24	100.0%	59	100.0%	83	100.0%

Chi-cuadrada de *p<0.4

El riesgo de presentar desgaste por el trabajo, es mayor en mujeres que en hombres. (Tabla 15)

Tabla 16. Muestra la asociación entre la presencia de desgaste por el trabajo y el estado civil							
		Estado civil				Total	
		Soltero, divorciado y viudo		Casado y unión libre			
		N	%	N	%	N	%
Desgaste	Alto	3	13.6%	15	24.6%*	18	21.7%
	Normal	19	86.4%	46	75.4%	65	78.3%
Total		22	100.0%	61	100.0%	83	100.0%

Chi-cuadrada de *p<0.2

Las personas casadas o en unión libre tienen mayor riesgo de presentar desgaste por el trabajo. (Tabla 16)

Tabla 17. Muestra las asociación entre la presencia de desgaste por el trabajo y el turno							
		Turno					
		Matutino		Vespertino		Total	
		N	%	N	%	N	%
Desgaste	Alto	15	25.0%	3	13.0%	18	21.7%
	Normal	45	75.0%	20	87.0%	65	78.3%
Total		60	100.0%	23	100.0%	83	100.0%

Chi-cuadrada de *p<0.2

Las personas que laboran en el turno matutino, presenta mayor riesgo de desgaste por el trabajo que en el turno vespertino. (Tabla 17)

Tabla 18. Muestra la asociación entre la presencia de desgaste por el trabajo y el tipo de contrato									
		Contrato						Total	
		Interinato		Base		Confianza		Interinato	
		N	%	N	%	N	%	N	%
Desgaste	Alto	3	23.1%*	13	19.1%	2	100.0%****	18	21.7%
	Normal	10	76.9%	55	80.9%	0	.0%	65	78.3%
Total		13	100.0%	68	100.0%	2	100.0%	83	100.0%

Chi-cuadrada de *p< 0.02

Los trabajadores que se encuentran con régimen de contratación tipo interinato y confianza presentan mayor riesgo de desgaste por el trabajo que los trabajadores de base. (Tabla 18)

3.3 Desencanto por el trabajo

Tabla 19. Muestra la asociación entre la presencia de desencanto por el trabajo y sexo							
		Sexo				Total	
		Hombre		Mujer			
		N	%	N	%	N	%
Desencanto	Alto	7	29.2%*	18	30.5%*	25	30.1%
	Normal	17	70.8%	41	69.5%	58	69.9%
Total		24	100.0%	59	100.0%	83	100.0%

Chi-cuadrada de *p>0.9

El desencanto por el trabajo es igual en ambos sexos, no se observan diferencias significativas. (Tabla 19)

Tabla 20. Muestra la asociación entre la presencia de desencanto por el trabajo y estado civil							
		Estado civil				Total	
		Soltero, divorciado y viudo		Casado y unión libre		Soltero	
		N	%	N	%	N	%
Desencanto	Alto	6	27.3%	19	31.1%*	25	30.1%
	Normal	16	72.7%	42	68.9%	58	69.9%
Total		22	100.0%	61	100.0%	83	100.0%

Chi-cuadrada de *p <0.7

Los trabajadores casados o en unión libre tiene mayor riesgo de mostrar desencanto por el trabajo respecto a los solteros, divorciados y viudos. (Tabla 20)

Tabla 21. Muestra la asociación entre la presencia de desencanto por e trabajo y el turno							
		Turno				Total	
		Matutino		Vespertino			
		N	%	N	%	N	%
Desencanto	Alto	18	30.0%	7	30.4%	25	30.1%
	Normal	42	70.0%	16	69.6%	58	69.9%
Total		60	100.0%	23	100.0%	83	100.0%

Chi-cuadrada de *p >0.9

El desencanto por el trabajo es igual en ambos turnos, sin mostrar diferencias entre ambos grupos. (Tabla 21)

Tabla 22. Muestra la asociación entre la presencia de desencanto por el trabajo y tipo de contrato.									
		Contrato						Total	
		Interinato		Base		Confianza			
		N	%	N	%	N	%	N	%
Desencanto	Alto	3	23.1%	20	29.4%*	2	100.0%	25	30.1%
	Normal	10	76.9%	48	70.6%	0	0.0%	58	69.9%
Total		13	100.0%	68	100.0%	2	100.0%	83	100.0%

Chi-cuadrada de *p <0.08

Los trabajadores con régimen de contratación tipo interinato y confianza presentan mayor riesgo de desencanto por el trabajo que los de base. (Tabla 22)

3.4 Culpa por el trabajo

Tabla 23. Muestra la asociación entre la presencia de culpa por el trabajo y sexo							
		Sexo				Total	
		Hombre		Mujer			
		N	%	N	%	N	%
Culpa	Alta	3	12.5%	12	20.3%*	15	18.1%
	Normal	21	87.5%	47	79.7%	68	81.9%
Total		24	100.0%	59	100.0%	83	100.0%

Chi-cuadrada de *p <0.4

El riesgo de presentar culpa por el trabajo es mayor en mujeres respecto a los hombres. (Tabla 23)

Tabla 24. Muestra la asociación entre la presencia de culpa por el trabajo y estado civil.							
		Estado civil				Total	
		Soltero, divorciado y viudo		Casado y unión libre			
		N	%	N	%	N	%
Culpa	Alta	4	18.2%*	11	18.0%*	15	18.1%
	Normal	18	81.8%	50	82.0%	68	81.9%
Total		22	100.0%	61	100.0%	83	100.0%

Chi-cuadrada de *p>0.9

El riesgo de presentar culpa por el trabajo es igual en cualquier estado civil, y no se observan diferencias entre los grupos. (Tabla 24)

Tabla 25. Muestra la asociación entre la presencia de culpa por el trabajo y turno							
		Turno				Total	
		Matutino		Vespertino			
		N	%	N	%	N	%
Culpa	Alta	11	18.3%	4	17.4%	15	18.1%
	Normal	49	81.7%	19	82.6%	68	81.9%
Total		60	100.0%	23	100.0%	83	100.0%

Chi-cuadrada de *p >0.9

El riesgo de presentar culpa por el trabajo es igual en ambos turno, y no se observan diferencias entre los grupos. (Tabla 25)

Tabla 26. Muestra la asociación entre la presencia de culpa por el trabajo y tipo de contrato.

		Contrato						Total	
		Interinato		Base		Confianza		Interinato	
		N	%	N	%	N	%	N	%
Culpa	Alta	3	23.1%*	11	16.2%	1	50.0%*	15	18.1%
	Normal	10	76.9%	57	83.8%	1	50.0%	68	81.9%
Total		13	100.0%	68	100.0%	2	100.0%	83	100.0%

Chi-cuadrada de *p<0.4

Los trabajadores con régimen de contratación por interinato y confianza presentan mayor riesgo de culpa por el trabajo, que los trabajadores de base. (Tabla 26)

4. SQT y alteración de la salud mental

A continuación se presenta el análisis correspondiente a la asociación entre el Síndrome de Quemarse por el trabajo (SQT) y la alteración a la salud mental, evaluada por el instrumento, "Indice de Goldberg".

Tabla 27. Muestra la asociación entre la presencia de SQT e Índice de Goldberg alterado

		Índice de Goldberg				Total	
		Alteración		Normal			
		N	%	N	%	N	%
SQT	Normal	20	95.2%	62	100.0%	82	98.8%
	Perfil 2	1	4.8%*	0	.0%	1	1.2%
Total		21	100.0%	62	100.0%	83	100.0%

Chi-cuadrada de *p <0.08

Las personas que muestren alteración en su salud mental, tienen mayor probabilidad de presentar Perfil 2 asociado a SQT, respecto a las que muestran normalidad. (Tabla 27)

Tabla 28. Muestra la asociación entre la presencia de Alteración a la salud mental y la ilusión por el trabajo

		Índice de Goldberg				Total	
		Alteración		Normal		Alteración	
		N	%	N	%	N	%
Ilusión	Baja	5	23.8%*	7	11.3%	12	14.5%
	Normal	16	76.2%	55	88.7%	71	85.5%
Total		21	100.0%	62	100.0%	83	100.0%

Chi-cuadrada de *p <0.1

Los trabajadores que presentan alteración a su salud mental, muestran mayor riesgo de tener baja ilusión por el trabajo. (Tabla 28)

Tabla 29. Muestra la asociación entre la presencia de Alteración a la salud mental y desgaste por el trabajo

		Índice de Goldberg				Total	
		Alteración		Normal		Alteración	
		N	%	N	%	N	%
Desgaste	Alto	11	52.4%******	7	11.3%	18	21.7%
	Normal	10	47.6%	55	88.7%	65	78.3%
Total		21	100.0%	62	100.0%	83	100.0%

Chi-cuadrada de ******p <0.0005

Los trabajadores que presentan alteración a la salud mental, muestran ocho veces mas riesgo de presentar desgaste por el trabajo, con una significancia estadística importante. (Tabla 29)

Tabla 30. Muestra la asociación entre la presencia de Alteración a la salud mental y desencanto por el trabajo							
		Índice de Goldberg				Total	
		Alteración		Normal		Alteración	
		N	%	N	%	N	%
Desencanto	Alto	9	42.9%*	16	25.8%	25	30.1%
	Normal	12	57.1%	46	74.2%	58	69.9%
Total		21	100.0%	62	100.0%	83	100.0%

Chi-cuadrada de *p <0.1

Los trabajadores que presentan alteración a la salud mental muestran mayor riesgo de presentar desencanto por el trabajo. (Tabla 30)

Tabla 31. Muestra la asociación entre la presencia de Alteración en la salud mental y la culpa por el trabajo							
		Indice de Goldberg				Total	
		Alteración		Normal		Alteración	
		N	%	N	%	N	%
Culpa	Alta	7	33.3 %***	8	12.9%	15	18.1 %
	Normal	14	66.7 %	54	87.1%	68	81.9 %
Total		21	100.0 %	62	100.0 %	83	100.0 %

Chi-cuadrada de ***p <0.03

Los trabajadores que presentan alteración a la salud mental, muestran tres punto cuatro veces mas riesgo de presentar culpa por el trabajo. (Tabla 31)

5. Variables biológicas y su relación con SQT

Tabla 32. Muestra la asociación entre Ilusión baja por el trabajo y las variables biológicas

	Media					
	Ilusión					
	Baja	(Desv. Estandar)	Normal	(Desv. Estandar)	Total	(Desv. Estandar)
Cintura en cm	93.67	(13.80)	97.69	(15.23)	97.11	(15.02)
Frecuencia cardiaca	71.83	(8.54)	73.97	(8.08)	73.66	(8.13)
Diastólica	70.33	(4.41)	70.94	(8.66)	70.86	(8.17)
Sistólica	110.00	(14.77)	110.66	(15.37)	110.57	(15.20)
Estado de Salud	2.58	(0.79)	3.04	(0.59)	2.98	(0.64)
Linfocitos	41.66****	(13.12)	36.88	(10.23)	38.11	(11.05)
Monocitos	1.44	(1.013)	1.30	(1.15)	1.34	(1.10)
Nitritos (microgramos/ml)	0.12	(0.18)	0.08	(0.08)	0.09	(0.11)
Ceruloplasmina (mg/dl)	19.64	(3.46)	19.80	(03.75)	19.76	(03.63)
Peroxidación lipidia (nm)	0.20	(0.25)	0.24	(0.29)	0.23	(0.28)
Hemoglobina g/dl	13.83	(0.85)	14.00	(0.88)	13.96	(0.86)
Edad	31.08	(17.97)	37.18	(13.56)	36.30	(14.31)
Antigüedad en el puesto	9.42	(9.15)	9.81	(7.45)	9.76	(7.66)
Fatiga	1.42****	(0.51)	1.77	(0.81)	1.72	(0.78)
No. de hijos	2.00	(1.54)	1.85	(1.32)	1.87	(1.35)

Mann-Whitney de p>0.9, ****p <0.05

La edad, la fatiga, los niveles altos de nitritos y los linfocitos alterados se asociación, a la presencia de ilusión baja por el trabajo. (Tabla 32)

Tabla 33. Muestra la asociación entre desgaste por el trabajo y las variables biológicas

	Media					
	Desgaste					
	Alto	(Desv. Estandar)	Normal	(Desv. Estandar)	Total	(Desv. Estandar)
Cintura en cm	98.33	(13.39)	96.77	(15.52)	97.11	(15.02)
Frecuencia cardiaca	72.83***	(7.21)	73.89	(8.40)	73.66	(8.13)
Diastólica	70.33	(3.77)	71.00	(9.03)	70.86	(8.17)
Sistólica	110.89	(9.68)	110.48	(16.46)	110.57	(15.20)
Estado de Salud	2.56***	(0.61)	3.09	(0.60)	2.98	(0.64)
Linfocitos	33.22***	(4.43)	39.80	(12.17)	38.11	(11.05)
Monocitos	1.88***	(0.92)	1.15	(1.12)	1.3429	(0.10)
Nitritos (microgramos/ml)	0.07	(0.06)	0.10	(0.13)	0.09	(0.11)
Ceruloplasmina (mg/dl)	19.00	(2.90)	20.00	(3.07)	19.70	(3.03)
Peroxidación lipidica (nm)	0.22	(0.25)	0.23	(0.30)	0.23	(0.28)
Hemoglobina g/dl	13.65***	(0.72)	14.06	(0.89)	13.96	(0.86)
Edad	41.11***	(9.60)	34.97	(15.15)	36.30	(14.31)
Antigüedad en el puesto	12.06***	(8.04)	9.12	(7.48)	9.76	(7.66)
Fatiga	2.22***	(0.94)	1.58	(0.68)	1.72	(0.78)
No de hijos	2.00	(1.49)	1.83	(1.31)	1.87	(1.35)

Mann-Whitney de $p>0.9$, **$p <0.05$

La frecuencia cardiaca, el estado de salud, las alteraciones de linfocitos, monocitos y hemoglobina se encuentran asociados a la presencia de desgaste por el trabajo. Así como, la edad, la antigüedad en el puesto y la fatiga se asocian al desgaste por el trabajo. (Tabla 33)

Tabla 34. Muestra la asociación entre desencanto por el trabajo y las variables biológicas

	Media					
	Desencanto					
	Alto	(Desv. Estandar)	Normal	(Desv. Estandar)	Total	(Desv. Estandar)
Cintura en cm	101.48***	(21.98)	95.22	(10.45)	97.11	(15.06)
Frecuencia cardiaca	73.52	(10.22)	73.72	(7.14)	73.66	(8.13)
Diastólica	69.04***	(5.38)	71.64	(9.04)	70.86	(8.17)
Sistólica	109.72	(9.71)	110.93	(17.09)	110.57	(15.20)
Estado de Salud	2.88	(0.66)	3.02	(0.63)	2.98	(0.64)
Linfocitos	34.63***	(8.65)	39.70	(11.81)	38.11	(11.05)
Monocitos	0.81***	(1.07)	1.58	(1.05)	1.34	(1.10)
Nitritos (microgramos/ml)	0.06	(0.03)	0.11	(0.13	0.09	(0.11)
Ceruloplasmina (mg/dl)	18.43***	(3.75)	20.36	(3.48)	19.76	(3.63)
Peroxidacion lipidica (nm)	0.18	(0.16)	0.25	(0.32)	0.23	(0.28)
Hemoglobina g/dl	14.01	(0.97)	13.93	(0.83)	13.96	(0.86)
Edad	37.04	(12.14)	35.98	(15.24)	36.30	(14.31)
Antigüedad en el puesto	10.10	(7.96)	9.61	(7.59)	9.76	(7.66)
Fatiga	1.88	(0.83)	1.66	(0.76)	1.72	(0.78)
No de hijos	1.64	(1.44)	1.96	(1.30)	1.87	(1.35)

Mann-Whitney de $p>0.9$, ***$p <0.05$

La medida de la cintura, la presión diastólica y los niveles alterados de ceruloplasmina, linfocitos y monocitos, se asocian a la presencia del desencanto por el trabajo. (Tabla 34)

Tabla 35. Muestra la asociación entre culpa por el trabajo y las variables biológicas						
	Media					
	Culpa					
	Alta	(Desv. Estandar)	Normal	(Desv. Estandar)	Total	(Desv. Estandar)
Cintura en cm	98.33	(11.88)	96.84	(15.69)	97.11	(15.02)
Frecuencia cardiaca	75.40	(10.27)	73.28	(7.61)	73.66	(8.13)
Diastólica	71.07	(7.08)	70.81	(8.43)	70.86	(8.17)
Sistólica	107.47	(18.41)	111.25	(14.47)	110.57	(15.20)
Estado de Salud	2.80	(0.56)	3.01	(0.65)	2.98	(0.64)
Linfocitos	41.16	(9.60)	37.48	(11.37)	38.11	(11.05)
Monocitos	1.16	(1.32)	1.37	(1.08)	1.34	(1.10)
Nitritos (microgramos/ml)	0.08	(0.04)	0.10	(0.12)	0.09	(0.11)
Ceruloplasmina (mg/dl)	21.23***	(6.02)	19.45	(2.99)	19.76	(3.63)
Peroxidacion lipidica (nm)	0.17	(0.18)	0.24	(0.30)	0.23	(0.28)
Hemoglobina g/dl	14.06	(1.17)	13.9414	(0.81)	13.96	(0.86)
Edad	40.47	(10.14)	35.38	(14.98)	36.30	(14.31)
Antigüedad en el puesto	12.20	(8.40)	9.22	(7.44)	9.76	(7.66)
Fatiga	1.80	(0.77)	1.71	(0.79)	1.72	(0.78)
No. de hijos	2.27***	(1.33)	1.78	(1.346)	1.87	(1.35)

Mann-Whitney de $p>0.9$, ***$p<0.05$

El número de hijos de los trabajadores, y los niveles alterados de ceruloplasmina, se asocia a la presencia de culpa por el trabajo. (Tabla 35)

Tabla 36. Muestra la asociación entre SQT y las variables biológicas						
	Media					
	SQT					
	Perfil 2	Perfil 2	Normal	Normal	Total	Total
Cintura en cm	105.00	.	97.01	(15.09)	97.11	(15.02)
Frecuencia cardiaca	68.00	.	73.73	(8.15)	73.66	(8.13)
Diastólica	80.00	.	70.74	(8.15)	70.86	(8.17)
Sistólica	110.00	.	110.57	(15.29)	110.57	(15.20)
Estado de Salud	2.00	.	2.99	(0.63)	2.98	(0.64)
Linfocitos	37.00	.	38.14	(11.21)	38.11	(11.05)
Monocitos	2.00	.	1.32	(1.12)	1.34	(1.10)
Nitritos (microgramos/ml)	0.03	.	0.09	(0.11)	0.09	(0.11)
Ceruloplasmina (mg/dl)	18.20	.	19.80	(3.67)	19.76	(3.63)
Peroxidación lipidia (nm)	0.28	.	0.23	(0.29)	0.23	(0.28)
Hemoglobina g/dl	13.00	.	13.99	(0.86)	13.96	(0.86)
Edad	47.00	.	36.17	(14.35)	36.30	(14.31)
Antigüedad en el puesto	2.00	.	9.85	(7.65)	9.76	(7.66)
Fatiga	1.00	.	1.73	(0.78)	1.72	(0.786)
No. de hijos	5.00	.	1.83	(1.31)	1.87	(1.35)

Mann-Whitney de $p>0.9$, ***$p<0.05$

El aumento en las dimensiones de la cintura en centímetros, la disminución de la frecuencia cardiaca, y el aumento de la presión diastólica, respecto a la población normal, se asocian con la presencia de SQT, en su forma de presentación tipo Perfil 2. Así como el grado de peroxidación lipídica, el nivel de hemoglobina, la edad, la antigüedad en el puesto y el numero de hijos se asocia con la presencia de SQT, en su forma de Perfil 2 (Tabla 36)

VIII Discusión y Conclusiones

Estamos frente una de la incógnitas no muy planteada por la sociedad y por el campo de conocimiento científico, y eso es, ni mas ni menos, que el desarrollo del SQT en la población trabajadora del Sector Salud, siendo esto un elemento que vulnera, la eficacia y eficiencia con la cual se desarrolla la prestación de servicios, en materia de atención de la salud.

Un objetivo central de la salud en el trabajo es prevenir de manera adecuada y continua las enfermedades o accidentes que se derivan por el trabajo, todo ello con base en a las acciones propias de seguridad y salud ocupacional bajo el análisis causa-efectos en la salud del trabajador (OIT, 2000).

Las características demográficas en la UMF En México del IMSS, de caracteriza por tener de forma predominante al sexo femenino, considerando la misma situación en el turno matutino que en el vespertino. El estado civil predominante, fue el de casados, (Tabla 4) aunque es importante considerar, que existe una importante proporción de población trabajadora, que cuenta con una pareja estable, y aunque no estén casados, el simple hecho de contar con una pareja, en donde, existen responsabilidades y se comparte un vinculo, establece que por tal, se consideren dos categorías para el análisis de las variables, siendo aquellos que cuentan con una pareja, en una categoría y los que no poseen una, en la otra. La escolaridad que mas se presento es la de Técnico, donde, las mujeres tienen mayor grado académico que los hombres, y considerando a el grupo de enfermería, en donde, predominan las mujeres y al igual que en los médicos, con mayoría de mujeres, mas sin embargo, los hombres realizan actividades de ayudante general, mantenimiento y de archivo. (Tabla 5). El número de hijos promedio que tienen los trabajadores es de tres (Tabla 6) y predominan los trabajadores, con régimen de contratación tipo base, y en menor proporción de interinato y confianza (Tabla 7). Existe mayor proporción de personal de enfermería, respecto a las asistentes sociales y médicos (Tabla 8), ya que solo existen ocho consultorios para la atención de los usuarios, así como un consultorio dedicado a medicina preventiva, y un modulo equivalente para la atención de urgencias adultos y pediatría, y el resto de personal, esta integrado por una importante proporción de enfermería, posteriormente asistentes sociales y directivos, y en mucho menor proporción, el personal de archivo, mantenimiento y almacén.

Existe una mayor frecuencia de personal algo fatigado y muy fatigado siendo mujer, que en hombres, con una diferencia estadísticamente significativa, considerando que las mujeres, dentro de su actividad laboral, son las que desarrollan propiamente actividades de tipo asistencial, como lo son las medicas, enfermeras y asistentes sociales, mientras que los hombres, realizan otro tipo de actividades, sin contacto con los derechohabientes de forma directa (Tabla 10).

La presencia de tener mayor riesgo de ilusión baja por el trabajo, es mayor en hombres que en las mujeres, y mas aun, si consideramos que los hombres desarrollan actividades de tipo mantenimiento, ayudantes generales o archivistas, en donde, su actividad laboral, es percibida como de menor importancia en relación a los otros tipos de trabajo, así como el hecho de percibir que los hombres tienen menor grado académico que las mujeres y por ende, les es mas difícil accesar a mejores puestos de trabajo, en donde puedan realizar mas y mejores actividades. (Tabla 11).

Los trabajadores con estado civil de soltero, viudo y divorciado, quizás por no contar una pareja estable, tienen mayor riesgo de Ilusión baja por el trabajo, esta condición atribuible a la ausencia de redes sociales extralaborales, como un mecanismo amortiguador que no poseen las personas sin pareja. (Tabla 12). En el turno matutino tiene mayor riesgo de ilusión baja por el trabajo que en el turno vespertino, sobre todo si consideramos que en el turno matutino, existe mayor interacción y convivencia entre los trabajadores, así como el establecimiento de una relación estable y de confianza entre los trabajadores y su jefe inmediato, que no son notorias en el turno vespertino (Tabla 13). El personal bajo régimen de contratación por interinato tiene mayor riesgo de ilusión baja por el trabajo, atribuible a que los trabajadores bajo régimen de contratación tipo interinato y confianza, esperan un largo periodo de tiempo, para lograr un contrato tipo base y en ese periodo de tiempo, son cambiados de sede de trabajo mas de dos veces al año y esto implica, la escasa posibilidad de generar relaciones laborales estables, así como la incapacidad de generar vínculos patronales estable y firmes. (Tabla 14). Todo esto parece ser un patrón ya reconocido con anterioridad por Armand Grau, et al. ,2008, en donde, los trabajadores bajo los mismos patrones, presentan síntomas asociados a SQT y en donde la ilusión por el trabajo juega un papel estelar para los trabajadores jóvenes, sin experiencia laboral y sin pareja estable, convirtiendo a este grupo de trabajadores, en un punto vulnerable para el consumo se sustancias psicoactivas que favorecen cambio a esta percepción de indolencia. (Armand Grau, et al. ,2008)

El riesgo de presentar desgaste por el trabajo, es mayor en mujeres que en hombres, sobre todo si consideramos, que las mujeres realizan actividades con alta demanda mental, física y sobre todo bajo supervisión continua, como es en el caso de las enfermeras y las asistentes sociales. (Tabla 15). Las personas casadas o en unión libre tienen mayor riesgo de presentar desgaste por el trabajo, siendo esto atribuible al hecho, de que los trabajadores casados o en unión libre, también realizan, adicionalmente actividades domesticas, antes y después de integrarse a las actividades propias de la UMF. No.96 (Tabla 16). Las personas que laboran en el turno matutino, presentan mayor riesgo de desgaste por el trabajo que en el turno vespertino, esto atribuible a que existe mayor supervisión por parte de la dirección médica a todo el proceso de atención de la salud, en el turno matutino que en el vespertino. (Tabla 17). Ahora bien los trabajadores que se encuentran con régimen de contratación tipo interinato y confianza, presentan mayor riesgo de desgaste por el trabajo que los trabajadores de base, dado que los trabajadores de interinato y confianza, con tal de lograr una contrato de base, realizan una mayor cantidad de actividades por indicación patronal, así como por iniciativa, representando un mayor desgaste por el trabajo. (Tabla 18). Román (2003), con clara visión de las demandas propias que establece a quien, su labor es el manejo del proceso salud-enfermedad, asocia el desgaste propio del proceso laboral, a la alta en la demanda progresiva a la atención a los problemas de salud, que se desencadenan como consecuencia de los riesgos y condiciones de trabajo a las que cotidianamente se enfrentan, como parte de las demandas excesivas de trabajo. Por ejemplo Por otro lado, el apoyo social mantendría en el caso del SQT su efecto de amortiguador de las consecuencias del estrés que ha sido establecido para otros tipos de estrés. (Cohen y Ashby, 1985; Eastburg, et al. , 1994; Folkman y Lazarus, 1985; Gil- Monte y Peiró, 1996; Iverson, et al, 1998, Koniarek y Durek, 1996). Otros aspectos que han sido relacionados en estudios con este problema son el número de horas de trabajo, tipo de contrato y tipo de servicio, de los cuales se desprende que sufren un mayor grado de desgaste aquellos profesionales que pasan un mayor número de horas de trabajo con un contrato eventual o cambiante. Así, se menciona que trabajadores que muestran síntomas de agotamiento crónico, tienen síntomas que duran al menos seis meses, y en comparación con aquellos sin síntomas de agotamiento y síntomas de agotamiento no crónico, presentan niveles altos de tensión en el trabajo, irritabilidad al termino de la jornada laboral diaria, trastornos del sueño y niveles altos de cortisol durante la jornada de trabajo. Por lo que se sugiere que el agotamiento crónico se asocia con la activación somática elevada y niveles elevados de cortisol salival. Esto puede ser parte del mecanismo en que se basa la asociación entre el desgaste y el riesgo de sufrir un evento cardiovascular. (Melamed, et al.,1999)

Los trabajadores casados o en unión libre tiene mayor riesgo de mostrar desencanto por el trabajo respecto a los solteros, divorciados y viudos, dado que los trabajadores que poseen, la responsabilidades propias del matrimonio o las de solventar las necesidades de una familia, les impide continuar con su realización personal y laboral, condición no atribuible a los trabajadores sin una pareja a quien responder económicamente y que limite su proceso de crecimiento personal y laboral (Tabla 20). Los trabajadores con régimen de interinato y confianza presentan mayor riesgo de desencanto por el trabajo que los que tienen régimen de contratación tipo base, condición atribuible a que no logran un cambio de régimen contractual con facilidad, sumando el cambio de expectativa por el trabajo, que desean antes de ingresar a su puesto de trabajo, y a las que en realidad, se enfrentan. (Tabla 22). Ahora bien el desencanto también parece asociarse a diversos factores psicosociales (estresores laborales) que influyen de manera negativa en la salud mental y cardiovascular de los trabajadores

(Deverauz et al., 1999); y de aquí resaltan la carga de trabajo, las relaciones interpersonales, el grado de control sobre la actividad y el reconocimiento social, todos fuertemente asociados con la producción de estrés y distintas enfermedades (Karasek, et al. , 2000; Jonge , et. Al. , 2000), que finalmente culmina en desencanto por el trabajo (Maslach y Jackson, 1986; Gil-Monte, 2005).

El riesgo de presentar culpa por el trabajo es mayor en mujeres respecto a los hombres, probablemente asociado a los patrones culturales (Manzano, 2009), en donde, la mujer parecen encontrarse siempre bajo un proceso de acreditación continua, a la realización de su trabajo. (Tabla 23). Los trabajadores con régimen de contratación por interinato y confianza presentan mayor riesgo de culpa por el trabajo, que los trabajadores de base, ya que este grupo de trabajadores buscan la correcta y adecuada realización de sus actividades laborales en todo momento, para así ser considerado y tomado en cuenta por la participación patronal, para un cambio de régimen contractual a tipo base. Los trabajadores con régimen de contratación por interinato, como consecuencia, muestran una importante inconsistencia de su actividad laboral, en función de la búsqueda de una identidad laboral, que no poseen dado su régimen de contratación. (Tabla 26). El síntoma de la culpa es esperado ya que los trabajadores de la salud, son profesionales a los que se demanda entrega, implicación, idealismo y servicio a los demás, con un alto grado de exigencia y con una gran tendencia a involucrarse en el trabajo (Manzano, 2009), motivo por el cual sus acciones tienden a generar sentimientos de minusvalia a su propio trabajo, estableciendo conductas compensatorias, que no satisfacen a sus necesidades reales. (Sánchez 2001)

Las personas que muestren alteración en su salud mental, tienen mayor probabilidad de presentar Perfil 2 asociado a SQT, respecto a las que muestran normalidad. (Tabla 27) ya que un predictor negativo, es el sentir agotamiento emocional, y así el presentar alguna de las esferas de SQT, y de no tener un síndrome franco, mostrar la posibilidad de presentar alguna alteración a la salud mental, con un importante impedimento, para la adaptación del estrés en el trabajo. (Richardsen B. & Leiter, 1992; Zellars, Perrewé, y Hochwarter, 2000; Gil-Monte 2002),

Los trabajadores que presentan alteración a su salud mental, muestran mayor riesgo de tener baja ilusión por el trabajo, ya que los mecanismos de adaptación al estrés se encuentran vulnerados por estresores constantes en el área de trabajo (Tabla 28). Los trabajadores que presentan alteración a la salud mental, muestran ocho veces mas riesgo de presentar desgaste por el trabajo, con una significancia estadística importante, misma que se asume al saber, que el desarrollo de actividad asistencial sumada a la incapacidad de generar mecanismo amortiguadores al estrés, facilita la presencia de alguno de los síntomas presentes del SQT, o bien un factor acumulativo en la presencia tardía del mismo. (Tabla 29). Los trabajadores que presentan alteración a la salud mental muestran mayor riesgo de presentar desencanto por el trabajo, ya que este se convierte en un elemento de suma importancia en la generación de un valor personal, y al perderse, los trabajadores sufren de inadaptación a su actividad laboral y como consecuencia, una alteración a sus propios mecanismo de percepción del estrés en el trabajo (Tabla 30). Los trabajadores que presentan alteración a la salud mental, muestran tres punto cuatro veces mas riesgo de presentar culpa por el trabajo (Tabla 31), condición atribuible a la perdida de mecanismos de afrontamiento al estrés, así como amortiguadores para lograr una mejor adaptación al trabajo. A medida que aumenta, la intensidad de la atribución a las condiciones laborales, de un deterioro de la situación familiar y personal, también se incrementa progresivamente el número de trabajadores del sector salud que se sienten “quemados”es decir, quien percibe desequilibrio a su salud mental ofreciendo síntomas de la esfera de SQT, y además riesgo importante para desarrollar con ineficiencia su actividad laboral. (Armand Grau, et al. ,2008)

La edad, la fatiga, los niveles altos de nitritos y los linfocitos alterados se asocian, a la presencia de ilusión baja por el trabajo, ahora bien, la presencia de linfocitos alterados en el recuento de la biometría hemática, nos orienta a la búsqueda de un proceso mieloproliferatívo o de inflamación inespecífica, cuando los valores salen de los parámetros de normalidad, mas sin embargo, si se logra evidenciar la presencia de una alteración, al ideal estado de salud, mas aun si le agregamos, la presencia de estrés oxidativo, en función de la presencia de niveles altos de nitritos, al desarrollo de fatiga en los trabajadores de la UMF En México, no orienta a la presencia de elementos que dañan la salud del trabajador, y en donde además, la edad, también actúa como un elemento determinante para le presencia de estrés oxidativo (Tabla 32). La frecuencia cardiaca, el estado de salud, las alteraciones de linfocitos, monocitos y hemoglobina, se encuentran asociados a la presencia de desgaste por el trabajo, como si la actividad laboral implicara el desarrollo de un proceso inflamatorio inespecífico, equiparable al desarrollo de enfermedades crónicas, en donde surge la pregunta:¿El desgaste por el trabajo, culminara en el desarrollo de una entidad patológica notoria?. La edad, la antigüedad en el puesto y la fatiga se asocian al desgaste por el trabajo, en donde claro, elementos como la antigüedad en el trabajo implica una presente monotonía a un puesto de trabajo, máxime cuando el efecto edad, no logra ser un actor favorecedor de la adaptación al cambio (Tabla 33). La medida de la cintura, la presión diastólica y los niveles alterados de ceruloplasmina, linfocitos y monocitos, se asocian a la presencia del desencanto por el trabajo, el aumento de cintura es debido al aumento del perímetro abdominal, a consecuencia de la distribución de grasa corporal, que con mayor frecuencia se concreta en la presencia de obesidad, y en el incremento en la presión diastólica como consecuencia del aumento de la precarga al corazón, como elemento importante en la generación de riesgo cardiovascular, como el que representa por si mismo la obesidad, en donde el sedentarismo y los factores motivacionales ausentes, no logran un efecto protector para la salud del trabajador. De igual manera la presencia de estrés oxidante dado la presencia de niveles alterados de ceruloplasmina y la presencia de un proceso de inflamación inespecífica en función de los valores de linfocitos y monocitos alterados, el trabajador, muestra que el desencanto por el trabajo le genera cambios, que aunque inespecíficos, si evidentes en su estado de salud.(Tabla 34). El número de hijos de los trabajadores, y los niveles alterados de ceruloplasmina, se asocia a la presencia de culpa por el trabajo, y como era de esperar, a mayor cantidad de responsabilidad familiar e incapacidad para satisfacerla, asociado a factores como el sueldo, la antigüedad laboral y el tipo de actividad en si, explica la presencia de culpa por el trabajo que deriva en un impacto a su salud, como lo es, el mostrar niveles alterados de ceruloplasmina (Tabla 35).

El SQT y en alguna de sus variantes, cobra cada vez un mayor protagonismo y es motivo de preocupación por las repercusiones que implica, tanto personales, familiares y sociales, como en el ámbito laboral y de la salud de los trabajadores, que exige el análisis de una causa precisa para su aparición, y en caso de existir un caso documentado, demanda el conocer, los factores involucrados en el desarrollo del mismo. Y dado que en la población estudiada, se presento un solo caso de Perfil 2 del SQT, mostraremos a continuación sus diferencias respecto a los de su población actual.

El trabajador con Perfil 2, presentó un aumento en las dimensiones de la cintura en centímetros y el aumento de la presión diastólica, respecto a la población normal, establece la presencia de riesgo cardiovascular, en mayor presencia respecto al resto de trabajadores, en donde la presencia de Perfil 2 como una de las variantes de SQT, muestra una probable asociación a la presencia de estrés oxidativo, al mostrar datos positivos de peroxidación lipídica. (Tabla 36).

La edad, la antigüedad en el puesto y el numero de hijos se asocia con la presencia de SQT, en su forma de Perfil 2, ya que factores tan determinantes como la carga física y afectiva que implica el desarrollo de una actividad de forma constante y continua en un mismo puesto de trabajo, y mas aun, cuando la carga familiar se suma, puede culminar con la presencia de un SQT. (Tabla 36).Ahora bien en los trabajadores que puntúan alto en tensión, también presentaran alteraciones, significativamente más altas en niveles de lipoproteínas de baja densidad (LDL), y por el contrario, las puntuaciones de SQT, más apatía se asociaran significativamente con alteraciones en la glucosa y negativamente con la presión arterial diastólica. (Melamed, et al., 1992). La evidencia acumulada sugiere que el agotamiento y el concepto relacionado de agotamiento vital se asocian con un mayor riesgo de enfermedad cardiovascular y los eventos cardiovasculares relacionados. De tal forma que se ha documentado una asociación entre SQT y síndrome metabólico, así como con la desregulación del eje hipotalámico-hipofisario-adrenal, junto con la activación del sistema nervioso simpático, trastornos del sueño, inflamación sistémica, deterioro de las funciones de la inmunidad, trastornos en la coagulación y la fibrinólisis. La asociación entre SQT y agotamiento vital con estos mediadores de enfermedad sugiere que su impacto sobre la salud puede ser más amplio de lo que actualmente se reconoce. (Melamed,2006). Hoy en día se sugiere que las personas que presentan SQT y agotamiento físico tendrán dos veces mas riesgo de desarrollar un infarto agudo al miocardio (IM), y sin que influya la edad, la hipertensión arterial, el tabaquismo y los niveles de colesterol, luego entonces podemos sugerir que en un estado de agotamiento físico antes de ser un infarto agudo al miocardio es a menudo una reactivación de los períodos anteriores de la ruptura en la adaptación al estrés, (Appels, 1991).

Una de las problemáticas que se presentaron en la realización de este presente análisis, fue la incapacidad por acaparar en su totalidad, a la población trabajadora de la Unidad de Medicina Familiar No.96, ya que no existe una conciencia acerca del cuidado a la salud, y mucho menos en el marco de la salud mental, motivo que complico el análisis estadístico, por no ser totalmente representativa la muestra , pero a pesar de ello se mostraron importantes tendencias, misma sobre las cuales se requiere trabajar, al generar políticas de salud, mas dirigida a grupo vulnerable con un plan de desarrollo en salud laboral que fortalezca la salud de los trabajadores en todo momento. Por otro lado la demanda de trabajo en la atención a los derechohabientes, impide a los trabajadores de disponer de tipo adicional para participar en el estudio, a pesar de salir beneficiado en la detección de riesgo cardiovascular, estrés oxidante y SQT, como consecuencia de una incorrecta forma de administrar el tiempo de los trabajadores por parte de la dirección de la UMF No.96.

La relación entre SQT y sus perfiles, de acuerdo al modelo de Gil-Monte, en trabajadores de la Unidad de Medicina Familiar En México, parece ser valida así como, la asociación entre el SQT en su Perfil 2, de acuerdo al modelo de Gil-Monte, y los indicadores de salud cardiovascular y estrés oxidativo, lo que hace trascendente su importancia en el contexto laboral del sector salud. Se sugieren futuros estudios y un trabajo de prevención y vigilancia permanente de la presencia de factores psicosociales en los campos de la salud ocupacional, en términos de su rol y en las políticas y acciones correctiva para el cuidado de la salud, en población trabajadora dedicada al proceso de atención de la salud.

IX Anexo I: Cuestionario

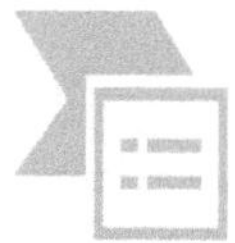

No. ________

"TRABAJO Y SALUD CARDIOVASCULAR"

LEA LO SIGUIENTE Y SI ESTÁ DE ACUERDO PONGA SU NOMBRE Y FIRMA

***Firma de consentimiento*:**

El abajo firmante manifiesto libre y voluntariamente que estoy de acuerdo en proporcionar esta información para el estudio de la FES Zaragoza, UNAM **"Relación del Síndrome de Quemarse por el Trabajo y la salud cardiovascular de los trabajadores"**, cuyo objetivo consiste en conocer la frecuencia de este problema laboral en diferentes grupos de trabajadores y examinar su relación con indicadores de salud cardiovascular de los trabajadores.

Estoy conciente que los procedimientos consisten en contestar un cuestionario, tomarme la presión arterial, mi peso, talla y proporcionar una muestra de saliva; estos procedimientos no implican ningún riesgo para mi persona.

A algunos trabajadores se les solicitará además de forma voluntaria una muestra de sangre de 10 ml., para conocer cuales son mis niveles de lípidos y otros elementos en mi sangre. Si doy la muestra de sangre se me entregará un reporte individual de mis resultados y recomendaciones para mejorar mi salud. Este procedimiento solo puede causar una ligera molestia o moretón en el sitio de toma de la muestra.

Los responsables del estudio se comprometen a respetarán mi confidencialidad y utilizar esta información para promover condiciones saludables en mi sitio de trabajo.

Es de mi conocimiento que en cualquier momento puedo retirarme del estudio, sin que tenga una repercusión personal o laboral. También puedo solicitar información adicional a los responsables. Los responsables del estudio no proporcionarán sin mi consentimiento mi información personal a ninguna otra persona u organismo.

Al final del estudio los responsables me entregarán un reporte de los resultados generales obtenidos.

Para cualquier aclaración podré ponerme en contacto en cualquier momento con el responsable del proyecto, Dr. Horacio Tovalin Ahumada en la FES Zaragoza de la UNAM, al 56 2307 08 ext. 106.

Nombre y Firma del trabajador: Fecha:
Nombre y Firma del entrevistador1: Nombre y Firma del entrevistador2:

CUESTIONARIO DE CONDICIONES DE TRABAJO Y SALUD-CONACYT/UNAM1

1. Centro de Trabajo: ________________________________

2. Horas frente a grupo: ________________________

3. Nombre: ____

4. Sexo: (Masc.) (Fem.) **5.** Edad (años):__________

6. Edo. Civil: (Soltero) (Casado) (Union Libre) (Divorciado) (Viudo) (Separado)

7. Escolaridad: (Prim) (Sec) (Pre) (Tec) (Profe)(Posg)

8. Numero de hijos______

9. Dirección personal (Indicar Delegación y CP):______ ____

10 Antigüedad en el trabajo (años): ___________________

11. Antigüedad en el puesto (años): _______________

12. Turno: Mañana ( ) Tarde ( ) Noche ( ) Mixto ( )

13. Contrato: Interinato( ) Base ( )

- ***TODA LA INFORMACIÓN QUE USTED PROPORCIONE ES CONFIDENCIAL.***
- ***LA INFORMACION PERSONAL NO SERA ENTREGADA A LA ADMINISTRACION.***
- ***ESTA INFORMACIÓN ES IMPORTANTE PARA MEJORAR SU TRABAJO.***
- ***POR FAVOR TRATE DE CONTESTAR LO MAS CERCANO A SU SITUACION LABORAL Y DE SALUD.***

14. POR FAVOR INDIQUE QUE **TAN FATIGADO (CANSADO)** SE SIENTE EN ESTE MOMENTO.

No fatigado	Poco fatigado	Algo Fatigado	Muy fatigado
1	2	3	4

LEA CUIDADOSAMENTE CADA PREGUNTA SOBRE SU ESTABILIDAD LABORAL, MARQUE CON UNA X				
DURANTE EL ÚLTIMO AÑO:				
15. ¿Qué tan estable es su empleo?	1. Estable y regular	2. Es Temporal	3.Hay despidos frecuentes	4. Es temporal y hay muchos despidos frecuentes
16. ¿Con qué frecuencia estuvo en una situación cercana a que le despidieran?	1. No estuve en esa situación	2. Pocas Veces	3.Algunas veces	4. Frecuentemente
17. ¿Qué tan probable es que usted pierda su empleo en los próximos dos años?	1.Nada Probable	2.Poco probable	3.Algo probable	4. Muy probable

ELIGE UNA SOLA RESPUESTA PARA CADA UNA DE LAS PREGUNTAS SOBRE SU TRABAJO:				
	No, Estoy Totalmente en Desacuerdo	Estoy en Desacuerdo	Estoy de Acuerdo	Si, Estoy Totalmente de Acuerdo
18. En mi trabajo necesito aprender cosas nuevas	1	2	3	4
19. Mi trabajo implica muchas actividades repetitivas (que se repiten)	1	2	3	4
20. Para mi trabajo tengo que ser creativo/a (proponer cosas nuevas)	1	2	3	4
21. En mi trabajo puedo tomar muchas decisiones por mi mismo/a	1	2	3	4
22. Mi trabajo requiere de mucha habilidad (conocimiento, experiencia)	1	2	3	4
23.Tengo mucha libertad para decidir cómo hacer mi trabajo	1	2	3	4
24. Existe variedad (son distintas) en las actividades que realizo en mi trabajo	1	2	3	4
25. Mis opiniones cuentan mucho en mi trabajo	1	2	3	4
26. En mi trabajo tengo la oportunidad de desarrollar mis propias habilidades	1	2	3	4
27. Tengo que trabajar muy rápido	1	2	3	4
28. Tengo que trabajar muy duro	1	2	3	4
29. Se me pide que realice una cantidad excesiva de trabajo	1	2	3	4
30. Tengo suficiente tiempo para terminar mi trabajo	1	2	3	4
31. La seguridad en mi empleo es buena (es estable)	1	2	3	4
32. En mi trabajo tengo que responder a ordenes contradictorias, no claras	1	2	3	4

	No, Estoy Totalmente en Desacuerdo	Estoy en Desacuerdo	Estoy de Acuerdo	Si, Estoy Totalmente de Acuerdo
33. Mi jefe se preocupa del bienestar del personal a su cargo	1	2	3	4
34. Mi jefe presta atención a lo yo que digo	1	2	3	4
35. Mi jefe ayuda a que el trabajo se realice	1	2	3	4
36. Mi jefe es bueno para lograr que se trabaje bien en equipo	1	2	3	4
37. Mis compañeros de trabajo son competentes para hacer su labor	1	2	3	4
38. Mis compañeros de trabajo se interesan en mí, como persona	1	2	3	4
39. Mis compañeros de trabajo son amigables	1	2	3	4
40. Mis compañeros de trabajo ayudan a que el trabajo se realice	1	2	3	4

ELIJA UNA SOLA OPCIÓN PARA LAS SIGUIENTES PREGUNTAS. SOBRE EL RECOCIMIENTO A SU LABOR:					
	Siempre	Muchas veces	Algunas Veces	Solo alguna vez	Nunca
41. En mi trabajo mis superiores me dan el reconocimiento que merezco	4	3	2	1	0
42. En las situaciones difíciles en el trabajo recibo el apoyo necesario	4	3	2	1	0
43. En mi trabajo me tratan injustamente	0	1	2	3	4
44. Pienso que el reconocimiento que recibo en mi trabajo por mi desempeño es adecuado	4	3	2	1	0

PIENSE CON QUÉ FRECUENCIA TIENE LAS SIGUIENTES IDEAS SOBRE SU TRABAJO:					
	Nunca	Raramente: algunas veces al año	A veces: algunas veces al mes	Frecuente: algunas veces por semana	Muy frecuente: todos los días
45. Mi trabajo me supone un reto estimulante.	0	1	2	3	4
46. No me apetece hacer ciertas cosas de mi trabajo.	0	1	2	3	4
47- Estoy harto/a de mi trabajo.	0	1	2	3	4

48. Me preocupa el trato que he dado a algunas personas en el trabajo.	**0**	**1**	**2**	**3**	**4**
49. Veo mi trabajo como una fuente de realización personal.	**0**	**1**	**2**	**3**	**4**
50. Me siento decepcionado/a por lo que es mi trabajo.	0	1	2	3	4
51. Creo que merezco algo mejor que este trabajo.	0	1	2	3	4
52. Pienso que estoy saturado/a por el trabajo.	0	1	2	3	4
53. Me siento culpable por alguna de mis actitudes en el trabajo.	0	1	2	3	4
54. Pienso que mi trabajo me aporta cosas positivas.	0	1	2	3	4
55. Hay momentos en los que me gustaría desaparecer de mi trabajo.	**0**	**1**	**2**	**3**	**4**
56. Me siento agobiado/a por el trabajo.	**0**	**1**	**2**	**3**	**4**
57. Tengo remordimientos por algunos de mis comportamientos en el trabajo.	**0**	**1**	**2**	**3**	**4**
58. Pienso que estoy estancado/a y no progreso en mi trabajo.	**0**	**1**	**2**	**3**	**4**
	Nunca	**Raramente: algunas veces al año**	**A veces: algunas veces al mes**	**Frecuente: algunas veces por semana**	**Muy frecuente: todos los días**
59. Mi trabajo me resulta gratificante.	**0**	**1**	**2**	**3**	**4**
60. Pienso que debería pedir disculpas a alguien por mi comportamiento.	0	1	2	3	4
61. Me siento cansado/a físicamente en el trabajo.	0	1	2	3	4
62. Me siento desgastado/a emocionalmente.	0	1	2	3	4
63. Me siento ilusionado/a por mi trabajo.	**0**	**1**	**2**	**3**	**4**

64. Me siento mal por algunas cosas que he dicho en el trabajo.	**0**	**1**	**2**	**3**	**4**
71. Creo que algunas cosas que hago en mi trabajo no sirven para nada.	**0**	**1**	**2**	**3**	**4**
72. Pienso que la institución/empresa me está utilizando.	**0**	**1**	**2**	**3**	**4**

A CONTINUACIÓN HAY UNA LISTA DE SITUACIONES QUE PUEDEN HABER OCURRIDO EN SU TRABAJO INDIQUE CON QUE FRECUENCIA LE HAN OCURRIDO:				
	No ha ocurrido	**Pocas veces**	**Es frecuente**	**Muy frecuente**
73. No dejan que se exprese	0	1	2	3
74. Critican su trabajo	0	1	2	3
75. Lo evitan	0	1	2	3
76. Prohíben a otros que se le hable	**0**	**1**	**2**	**3**
77. Crean rumores falsos sobre usted.	**0**	**1**	**2**	**3**
78. Lo agreden los usuarios, trabajadores u otras personas	**0**	**1**	**2**	**3**

INDIQUE CON QUE FRECUENCIA TIENE CONFLICTOS EN SU TRABAJO					
	Nunca	**Raro algunas veces al año**	**A veces: algunas veces al mes**	**Frecuente: algunas veces por semana**	**Muy frecuente: todos los días**
79. Tiene conflictos con su supervisor/a	0	1	2	3	4
80. Tiene conflictos con sus compañeros/as	0	1	2	3	4
81. Tiene conflictos con otras personas	0	1	2	3	4
82. Tiene conflictos con la dirección del centro	0	1	2	3	4
83. Tiene conflictos con otros trabajadores del centro	0	1	2	3	4

LA SIGUIENTE PREGUNTA ES PARA PERSONAS QUE CONVIVAN CON ALGUIEN (PAREJA, HIJOS, PADRES...) SI VIVE SOLO/A , NO LA CONTESTE. ELIJA SOLO UNA RESPUESTA	
83. ¿Qué parte del trabajo familiar y doméstico haces tú?	
-Hago la mayor parte de las tareas familiares y domésticas	4
-Hago aproximadamente la mitad de las tareas familiares y domésticas	3
-Hago más o menos una cuarta parte de las tareas familiares y domésticas	2
-Sólo hago tareas muy puntuales	1
-No hago ninguna o casi ninguna de estas tareas	0

	Siempre	Muchas veces	Algunas Veces	Solo alguna vez	Nunca
85. Si no puedo hacer el trabajo doméstico ¿Las tareas domésticas se quedan sin hacer?	4	3	2	1	0
86. Cuándo estás en la escuela, ¿Piensas en las tareas domésticas y familiares?	4	3	2	1	0
87. ¿Hay momentos en los que necesitarías estar en la escuela y en casa a la vez?	4	3	2	1	0

DURANTE SU TRABAJO SE EXPONE A:		
88. Ruido excesivo (es difícil escuchar a otros)	1. Si	2. No
89. Mala iluminación	1. Si	2. No
90. Puede oler o usa sustancias irritantes o molestas	1. Si	2. No
91. Existe mucho polvo	1. Si	2. No
92. Debe tomar o mover objetos pesados	1. Si	2. No
93. Mantiene una posturas incómoda durante su trabajo	1. Si	2. No
94. Tienen periodos cortos de descanso	1. Si	2. No
95. Su sitio de trabajo es inadecuado o peligroso	1. Si	2. No

ELIGE UNA OPCIÓN PARA LAS SIGUIENTES PREGUNTAS		
96. ¿Qué tipo de medio de transporte utiliza durante el día? (puede marcar más de uno):	1. A pié ( ) 2. Microbús ( ) 3. Metro ( ) 4. Auto propio ( )	5.Metrobús ( ) 6.Taxi ( ) 7.Trolebús ( ) 8.Bicicleta ( )
97. ¿Cuánto tiempo tarda en trasportarse **de ida** de su hogar a su trabajo?		
98. ¿Su casa esta sobre una calle o avenida con tránsito intenso?	**1. Si**	**2. NO**
99. ¿Su casa es cercana a alguna fábrica o taller?	**1. Si**	**2. NO**
100. ¿Su casa es cercana a alguna gasolinería?	**1. Si**	**2. NO**

101. POR FAVOR INDIQUE CUAL CONSIDERA QUE ES **SU ESTADO DE SALUD EN ESTE MOMENT**			
Muy mala	**Mala**	**Buena**	**Excelente**
1	**2**	**3**	**4**

INDIQUE CON QUÉ FRECUENCIA LE SURGE O SIENTE LO SIGUIENTE.				
102. Se ha sentido perfectamente bien y con buena salud	Mejor de lo habitual	Igual que lo habitual	Peor que lo habitual	Mucho peor
103. Ha sentido la necesidad de tomar un vitamínico	No, en lo absoluto	No mas que lo habitual	Bastante mas que lo habitual	Mucho más que lo habitual
104. Se ha sentido agotado/a y sin fuerzas para nada	No, en lo absoluto	No mas que lo habitual	Bastante mas que lo habitual	Mucho mas que lo habitual
105. Ha sentido la sensación de estar enfermo/a	No, en lo absoluto	No mas que lo habitual	Bastante mas que lo habitual	Mucho mas que lo habitual
106. Ha padecido dolores de cabeza	No, en lo absoluto	No mas que lo habitual	Bastante mas que lo habitual	Mucho mas que lo habitual

107. Ha tenido sensación de opresión o pesadez en la cabeza o que la cabeza le va a estallar.	No, en lo absoluto	No mas que lo habitual	Bastante mas que lo habitual	Mucho mas que lo habitual
108. Ha tenido oleadas de calor o escalofríos	No, en lo absoluto	No mas que lo habitual	Bastante mas que lo habitual	Mucho mas que lo habitual
109. Sus preocupaciones le han hecho perder el sueño	No, en lo absoluto	No mas que lo habitual	Bastante mas que lo habitual	Mucho mas que lo habitual
110. Ha tenido dificultades para seguir durmiendo de un jalón toda la noche	No, en lo absoluto	No mas que lo habitual	Bastante mas que lo habitual	Mucho mas que lo habitual
111. Se ha notado constantemente agobiado/a y en tensión	No, en lo absoluto	No mas que lo habitual	Bastante mas que lo habitual	Mucho mas que lo habitual
112. Se ha sentido con los nervios de punta y malhumorado/a	No, en lo absoluto	No mas que lo habitual	Bastante mas que lo habitual	Mucho mas que lo habitual
113. Ha tenido pánico sin motivo	No, en lo absoluto	No mas que lo habitual	Bastante mas que lo habitual	Mucho mas que lo habitual
114. Ha tenido la sensación de que todo se le viene encima	No, en lo absoluto	No mas que lo habitual	Bastante mas que lo habitual	Mucho mas que lo habitual
115. Se ha notado nervioso/a y apunto de "explotar" constantemente	No, en lo absoluto	No mas que lo habitual	Bastante mas que lo habitual	Mucho mas que lo habitual
116. Ha logrado mantenerse ocupado/a y activo/a	Mas activo de lo habitual	Igual que lo habitual	Bastante mas que lo habitual	Mucho mas que lo habitual
117. Le cuesta mas tiempo hacer las cosas	Más rápido que lo habitual	Igual que lo habitual	Mas tiempo que lo habitual	Mucho mas tiempo que lo habitual
118. Ha tenido la impresión en conjunto de que esta haciendo bien las cosas	Mejor que lo habitual	Aproximadamente lo mismo	Peor que lo habitual	Mucho pero que lo habitual
119. Se ha sentido satisfecho/a con las maneras de hacer las cosas	Mas satisfecho	Aproximadamente lo mismo.	Menos satisfecho que lo habitual	Mucho menos satisfecho que lo habitual
120. Ha sentido que esta jugando un papel útil en la vida.	Mas útil que lo habitual	Igual que lo habitual	Menos útil que lo habitual	Mucho menos útil que lo habitual
121. Se ha sentido capaz de tomar decisiones.	Mas que lo habitual	Igual que lo habitual	Menos que lo habitual	Mucho menos que lo habitual

POR FAVOR LEA CUIDADOSAMENTE LAS SIGUIENTES FRASES E INDIQUE QUÉ TANTO SE AJUSTAN A COMO ACTÚA ANTE SUS PROBLEMAS DE LA VIDA COTIDIANA (casa, trabajo, escuela, familia, etc.).	Siempre	Casi siempre	A veces	Casi nunca	Nunca
122. Acostumbro acumular mis problemas porque me es difícil resolverlos prontamente	1	2	3	4	5
123. Cargo con mis problemas y a veces con los de los demás, aunque eso me afecte	1	2	3	4	5
124. Acostumbro pedir consejo a familiares, amigos o a mi pareja para resolver aquellos problemas que no puedo solucionar solo/a	1	2	3	4	5
125. Pienso que los problemas por más difíciles que sean, tienen solución	1	2	3	4	5
126. No planeo la solución de un problema, sólo dejo que ocurra algo que me ayude a solucionarlo.	1	2	3	4	5
127. Pienso que estar abierto/a a varias opiniones para resolver un problema tiene mejor resultado que centrarse sólo en una.	1	2	3	4	5
128. Cualquier solución puede funcionar para resolver los problemas	1	2	3	4	5
129. Yo creo que los problemas son consecuencia de nuestros errores y hay que aceptarlos.	1	2	3	4	5
130. Para resolver un problema hay que reflexionar mucho y planear la mejor solución.	1	2	3	4	5
131. Un problema se resuelve cuando se es conciente de qué lo originó o causó.	1	2	3	4	5
132. Busco solucionar los problemas que se me presentan.	1	2	3	4	5
133. Para solucionar un problema busco el apoyo de familiares y amigos	1	2	3	4	5
134. Considero que me merezco los problemas que me pasa.	1	2	3	4	5
135. Tener un problema me altera emocionalmente.	1	2	3	4	5
	Siempre	Casi siempre	A veces	Casi nunca	Nunca
136. Cuando tengo un problema evito enfrentarlo directamente.	1	2	3	4	5
137. Creo que cada problema tiene sólo una solución.	1	2	3	4	5

138. Me imagino cómo solucionar los problemas, pero no llevo a cabo esas soluciones.	1	2	3	4	5
139. Mis problemas se producen porque otras personas los provocan	1	2	3	4	5
140. Mis problemas se producen porque yo los provoco	1	2	3	4	5

INDIQUE SI **UN MÉDICO O PSICÓLOGO** LE HA DIAGNOSTICADO ALGUNA ENFERMEDAD DURANTE **LOS PASADOS 12 MESES**					
Enfermedad	**Diagnosticada por un médico o psicólogo**		**Enfermedad**	**Diagnosticada por un médico o psicólogo**	
141. Hipertensión arterial (Presión alta)	**Si**	**No**	152. Ansiedad	**Si**	**No**
142. Cardiopatía isquémica (Infarto)	**Si**	**No**	153. Migraña	**Si**	**No**
143. Diabetes Mellitus	**Si**	**No**	154. Alcoholismo	**Si**	**No**
144. Colesterol elevado	**Si**	**No**	155. Accidentes de tránsito	**Si**	**No**
145. Triglicéridos elevados	**Si**	**No**	**156. Accidente de trabajo**	**Si**	**No**
146. Cirrosis hepática	**Si**	**No**	**157 Violencias (asalto, agresión, etc.)**	**Si**	**No**
147. Asma bronquial	**Si**	**No**	**158. Ulcera, gastritis, duodenitis**	**Si**	**No**
148. Bronquitis Crónica	**Si**	**No**	159. Cáncer (¿Cuál?):	**Si**	**No**
149. Alergias	**Si**	**No**	160. Problemas sexuales	**Si**	**No**
150. Fatiga	**Si**	**No**	161. Otra enfermedad ¿cual?):	**Si**	**No**
151. Depresión	**Si**	**No**			
SI USTED CONSIDERA ALGUNA QUE ALGUNA DE ESTAS ENFERMEDADES SE RELACIONA CON SU TRABAJO **MÁRQUELA CON UN CÍRCULO**					
EN LOS **ÚLTIMOS 15 DÍAS** A TENIDO ALGUNO DE LOS SIGUIENTES SÍNTOMAS O MOLESTIAS					
162. Infecciones vías respiratorias,	**Si**	**No**	169. Dolor en mano-muñecas	**Si**	**No**
163. Otitis media	**Si**	**No**	170. Dolor en brazos	**Si**	**No**
164. Conjuntivitis	**Si**	**No**	**171. Dolor en piernas**	**Si**	**No**
165. Gastritis, úlcera, colitis	**Si**	**No**	**172. Dificultad para conciliar el sueño**	**Si**	**No**
166. Dolor de cabeza intenso	**Si**	**No**	**173. Angustia sin razón alguna**	**Si**	**No**
167. Dolor de cuello	**Si**	**No**	**174. Sentirse estresado**	**Si**	**No**
168. Dolor de espalda	**Si**	**No**		**Si**	**No**

DURANTE LOS *ÚLTIMOS 12 MESES* USTED SE INCAPACITÓ Y DEJÓ DE TRABAJAR POR 4 O MÁS DÍAS A CAUSA DE:		
175. Enfermedad general	**Si**	**No**
176. Enfermedad de trabajo	**Si**	**No**
177. Accidente de trabajo	**Si**	**No**
178. Accidente de trayecto (de transporte)	**Si**	**No**
179. Accidente no de trabajo	**Si**	**No**

POR FAVOR INDIQUE SI DURANTE EL ÚLTIMO MES HA REALIZADO ESTAS ACTIVIDADES		
180. Hace ejercicio, camina, trota o juega algún deporte	**SI**	**NO**
181, Fuma	**SI**	**NO**
182. Toma bebidas con alcohol	**SI**	**NO**
183. Toma café normal (con cafeína)	**SI**	**NO**

184. ¿Cuántos días a la semana hace ejercicio:	
185. ¿Cuántos cigarrillos fuma al día?:	
186. ¿Cuántos bebidas con alcohol toma a la semana?	
187. ¿Cuántas tasas de café normal toma al día?	

POR FAVOR INDIQUE LA CALIDAD DE SU SUEÑO	NUNCA	RARA VEZ	FRECUENTE	MUY FRECUENTE
188. Duerme 6 o menos horas al día	1	2	3	4
189. Duerme mal y se levanta cansado	1	2	3	4
190. Le cuesta trabajo dormirse o se despierta en varias ocasiones durante la noche	1	2	3	4
191. Se mantiene con sueño durante el día.	1	2	3	4
192. Utiliza pastillas para dormir	1	2	3	4
193. Ronca	1	2	3	4

ENCUANTO A LA RELACIÓN DE SU TRABAJO CON SU FAMILIA INDIQUE:							
	Nunca (Ninguna vez)	Casi Nunca (Pocas veces al año)	Algunas veces (Una vez al mes o menos)	Regularmente (Pocas veces al mes)	Bastantes veces (Una vez a la semana)	Casi siempre (Pocas veces por semana)	Siempre (Todos los días)
194. Se lleva trabajo a su casa	0	1	2	3	4	5	6
195. Las demandas de su trabajo interfieren con su vida familiar	0	1	2	3	4	5	6
196. Las necesidades de su familia interfieren con su trabajo	0	1	2	3	4	5	6

INDIQUE CUANTAS VECES O CON QUE FRECUENCIA SE HA SENTIDO ASÍ:							
	Nunca (Ninguna vez)	Casi Nunca (Pocas veces al año)	Algunas veces (Una vez al mes o menos)	Regularmente (Pocas veces al mes)	Bastantes veces (Una vez a la semana)	Casi siempre (Pocas veces por semana)	Siempre (Todos los días)
197. En mi trabajo me siento lleno de energía	0	1	2	3	4	5	6
198. Me siento fuerte y vigoroso en mi trabajo	0	1	2	3	4	5	6
199. Estoy entusiasmado con mi trabajo	0	1	2	3	4	5	6
200. Mi trabajo me inspira	0	1	2	3	4	5	6
201. Por las mañanas tengo ganas de ir a trabajar	0	1	2	3	4	5	6
202. Soy feliz cuando estoy absorto (metido) en mi trabajo	0	1	2	3	4	5	6

203. Estoy orgulloso del trabajo que hago	0	1	2	3	4	5	6
204. Estoy inmerso en mi trabajo	0	1	2	3	4	5	6
	Nunca (Ninguna vez)	Casi Nunca (Pocas veces al año)	Algunas veces (Una vez al mes o menos)	Regularmente (Pocas veces al mes)	Bastantes veces (Una vez a la semana)	Casi siempre (Pocas veces por semana)	Siempre (Todos los días)
205. Me "dejo llevar" (me absorbe) por mi trabajo	0	1	2	3	4	5	6

Sobre su higiene bucal por favor indique lo siguiente:		
206. ¿Cuántas veces se cepilla los dientes al día?		
207. ¿Usa enjuague bucal?	Si	No
218. ¿Usa hilo dental?	Si	No
209. ¿Padece de inflamación y/o dolor de las encías?	Si	No
210. Al cepillarse, ¿presenta sangrado?	Si	No
211. ¿Se le ha roto o dañado algún diente?	Si	No
212. ¿Le falta algún diente?	Si	No
213. ¿Usa puente o piezas postizas?	Si	No
214. ¿Le han diagnosticado enfermedad periodontal	Si	No

¡Muchas gracias por su participación!

Sus respuestas servirán para proponer mejoras a sus condiciones de trabajo.

Por favor revise si contestó todas las preguntas

LA SIGUIENTE INFORMACIÓN SERÁ ANOTADA POR EL ENTREVISTADOR.			
215. Peso Kg.:	216. Talla m.:	217. Cintura cm.:	218. Cadera cm.:
219.Frecuencia cardiaca:	220.Presión Diastólica Media:	221.Presión Sistólica Media:	

X Bibliografía

- Armand Grau, Daniel Flichtentrei, Rosa Suñer, Sílvia Font-Mayolas, María Prats y Florencia Braga(2008) El *burnout* percibido o sensación de estar quemado en profesionales sanitarios: prevalencia y factores asociados. Dosier 91-92 (7): 64-79

-Aranda C..Pando M, . Aranda M G, . Salaza J G. Torres M (2004) Síndrome de burnout y apoyo social en los médicos familiares de base del Instituto Mexicano del Seguro Social (IMSS) Guadalajara, MéxicoRev Psiquiatría Fac Med Barna;31(4):142-150

-Babler y Schwarzer, (1996) Evaluación de la autoeficacia: adaptación española de la Escala de Autoeficacia General. Ansiedad y estrés, 2, 1-8.

-Belkic K, Schnall P, Landsbergis P, & Baker D. (2000) The workplace and cardiovascular health: conclusions and thoughts for a future agenda. Occup Med.15 (1):307-21.

-Brotman D, Golden S, & Wittstein I.(2007) The cardiovascular toll of stress. The Lancet 370, (9592):1089-1100.

- Benavides P. A., Moreno -Jiménez B., Garroza H. E., González G. J. (2002). *La evaluación específica del síndrome de burnout en psicólogos: el "Inventario de Burnout de Psicólogos".* Clínica y Salud. 13 (3): 257-283

-Capilla PR (2000)El síndrome de Burnout o el desgaste profesional. Rev. Fundación 58:1334

-Carlotto, M., (2002). Síndrome de burnout e a satisfacao no trabalho: um estudo com professores universitarios. en A. BenevidesPereira En Burnout: Quando o trabalho ameaca o bem-estar do trabalhador. Brasil Casa do Psicólogo Livreria e Editora.

-Casado A, De Lucas N, López-Fernández E, Sánchez A, & Jimenez J. (2006) Lipid peroxidation, occupational stress and aging in workers of a prehospital emergency service. Eur J Emerg Med.13(3):165-71.

-Cuevas, P., O´Ferrall, F.C. y Crespo, J. (1998). Estudio comparativo de las relaciones entre el estrés laboral y la salud mental en enfermeros de un hospital comarcal. *Enfermería Científica, 194-195,* 31-32.

-Cherniss, C. (1993). The role of professional self-efficacy in the etiology of burnout. En W. Schaufeli, T. Moret y C. Maslach (Eds.): Professional burnout: Recent developments in theory and research . Washington: Hemisphere. 135-149.

-Cherniss, C. (1980). *Staff burnout. Job stress in the human services.* Londres: Sage Publications.

-Codo, W. & Vasques-Menezes I. O que e burnout. En Codo, W. (Coord.) (1999) Educacao: carinho e trabalho: Burnout, a síndrome da desistencia do educador, que pode levar a falencia da educação. Brasil: editora vozes.

-Cohen, S. y Ashby, T. (1985). Stress, social support and the buffering hipotesis. *Journal of Personality and Social Psychology, 2,* 310-357.

-Cunradi C, Greinerb B, Raglanda D, & Fisher J.(2003) Burnout and alcohol problems among urban transit operators in San Francisco. Addictive Behaviors.28, (1):91-109

-Deveraux, J., Buckle P., Peter, W. & Vlachonicolis I. (1999). Interactions between physical and psychosocial risk factors at work increase the risk of back disorders: an epidemiological approach. Occupational and Environmental Medicine. 56 (5), 343-353.

-Engström, T., Hanse, J. & Kadefors, R. (1999). Musculoskeletal symptoms due to technical preconditions in long cycle time work in an automobile assembly plant: a study of prevalence and relation to psychosocial factors and physical exposure. Applied Ergonomics. 30, 443-453.

-Escribá, V. y Bernabé, Y. (2002). Estrategias de afrontamiento ante el estrés y fuentes de recompensa profesional en médicos especialistas de la comunidad valenciana. Un estudio con entrevistas semiestruturadas. *Revista Española de Salud Pública*, *76*, 595-604.

-Escribá, V., Más, R., Cárdenas, E., Burguete, D. y Fernández, R. (2000). Estresores laborales y bienestar psicológico. *Revista ROL de Enfermería*, *7-8,* 506-511.

-Eastburg, M., Williamson, M., Gorsuch, R. y Ridley, C. (1994). Social support, personality and burnout in nurses. *Journal of Applied Social Psychology*, *14,* 1233-1250.

-Freudenberger, H. (1977) Speaking from experience. Burn-out: The organizational menace. Training and Development Journal. 26-27.

-Folkman, S. y Lazarus, R. S. (1985). If it changes it must be a process: Study of emotion and coping during three stages of a college examination. *Journal of Personality and Social Psychology*, *1,* 150-170

- Galindez, L. Y Rodriguez, Y.(2007) Riesgos Laborales de los Trabajadores de la Salud, *Salud de los Trabajadores*, (15), 2, 67-69.

-Gil-Monte, P. (2002) Influencia del género sobre el proceso de desarrollo del síndrome de quemarse por el trabajo (burnout) en profesionales de enfermería. Psicología a.m. Estudo, Maringá, 7,(1): 3-10.

-Gil-Monte, P. (2003) El síndrome de quemarse por el trabajo (síndrome de burnout) en profesionales de enfermería. Revista Electrónica InteraCao Psy. 1, (1): 19-33.

-Gil- Monte, P., (2005). El síndrome de quemarse por el trabajo (burnout): Una enfermedad laboral en la sociedad del bienestar. Madrid: Pirámide. 186.

-Gil-Monte, P., & Peiró, J. (1999). Perspectivas teóricas y modelos interpretativos para el estudio del síndrome de quemarse por el trabajo. Anales de Psicología. 15, (2): 261-268.

-Gil-Monte, P., Carretero, N., Roldán, M. & Muñoz E. (2005) Prevalencia del síndrome de quemarse por el trabajo (burnout) en monitores de taller para personas con discapacidad. Revista de Psicología del trabajo y las Organizaciones. 21, (1-2): 107-123.

-Gil-Monte, P., García-Juesas, A., Núñez, E., Carretero, N., Roldán, M. & Caro, M. (2006) Validez factorial del "Cuestionario para la Evaluación del Síndrome de Quemarse por el Trabajo" Obtenido desde: psiquiatría.com. www.psquiatría.com/artículos/estrés/24872/

-Gil-Monte, P., Unda, S. & Sandoval, J. (2007) Validez factorial del "Cuestionario para la Evaluación del Síndrome de Quemarse por el Trabajo" (CESQT) en una muestra de maestros mexicanos, en Prensa.

-Gil-Monte, P. R. y Peiró, J. (1996). Un estudio sobre antecedentes significativos del "síndrome de quemarse por el trabajo" (burnout) en trabajadores de centros ocupacionales para discapacitados psíquicos. *Psicología del Trabajo y de las Organizaciones*, *1*, 67-80.

-González, V., Lloret, S., & Espejo, B.(1993) Análisis y comparación de las propiedades psicométricas de una medida monoitem de la tensión laboral. Revista de psicología del trabajo y de las organizaciones. 9,(25): 165-172

-González-Roma, V., Ripol, P., Caballer, A., Ferreres, A., Gil, P. y Peiró, J. M. (1998). Comparación de modelos causales sobre la experiencia de burnout. Un estudio multimuestra. *Ansiedad y Estrés*, *1*, 81-95.

-Guerrero, E. (2002). Una investigación con docentes universitarios sobre el afrontamiento del estrés laboral y el síndrome del "quemado". En revista Campo Abierto: Revista de Educación. Extraído el 23 de septiembre del 2003 en www.campus-oei.org/revista/deloslectores/052Barona.pdf

-Grossi G, Perski A, Evengård B, Blomkvist V, & Orth-Gomér K. (2003) Physicological correlates of burnout among women. Journal of Psychosomatic Research, 55, (4):309-316.

-Graham, J., Ramirez, A., Cull, A. y Finlay, I. (1996). Job stress and satisfaction among palliative physicians. *Palliative Medicine*, *3,* 185-194.

-Hermosa, A. (2006). Satisfacción laboral y síndrome de "burnout" en profesores de educación primaria y secundaria. Revista Colombiana de Psicología. 15, 81-89.

-Honkonen T, Ahola K, Pertovaara M, Isometsä E, Kalimo R, Nykyri E, Aromaa A, & Lönnqvist J. (2006) The association between burnout and physical illness in the general population--results from the Finnish Health 2000 Study. J Psychosom Res.61(1):59-66.

-Iverosn, R., Olekaslns, M. y Erwin, P. (1998). Affectivity, organizational stressors and absenteeism: A causal model of burnout and its consequences. *Journal of Vocational Behavior*, *52* , 1-23.

-Jonge J, Bosma H., Peter, R., & Siegrist J. (2000). Job strain, effort-reward imbalance and employee well being: a large scale cross-sectional study. Social Science & Medicine, 50 Pp 1317-1327.

-Janszkya I, Lekanderb M, Bloma M, Georgiadesa A, & Ahnvea S. (2005) Self-rated health and vital exhaustion, but not depression, is related to inflammation in women with coronary heart disease, Brain, Behavior, and Immunity.19,(6):555-563.

-Juárez-García, A. (2005) Factores psicosociales y personalidad en relación a la salud laboral. Tesis no publicada para obtener el grado de doctor en psicología. Facultad de Psicología. México: UNAM.

-Karasek, R. (1998) Demad/control model: a social, emotional and physiological approach to stress risk and active behavior development. Encyclopedia of Occupational Health
and Safety .Sweden; Organización Internacional del Trabajo. 34.6p

-Karasek R, Brisson C, Kawakami N, Houtman I, Bongers P, & Amick B. (1998) The Job Content Questionnaire (JCQ): An instrument for internationally comparative assessments of psychosocial job characteristics. J Occup Health Psychology 3, 322-355.

-Le mann, H. (1996) The Content and Development of Mobbing at Work. In: Zapf & Leymann (Eds.): Mobbing and Victimization at Work. A Special Issue of the European Journal of Work and Organizational Psychology. 5 (2): 165-184.

-Lim, V. K. G. y Yuen, E. (1998). Doctors, patients, and perceived job image: An empirical study of stress and nurses in Singapore. *Journal of Behavioral Medicine*, *3,* 269-282.

-Lozano, A. y Montalbán, M. (1999). Algunos predictores psicosociales de burnout. *Gestión Hospitalaria* , *2,* 66-74.

-Maslach, C y Jackson, S. E. (1986). Maslach Burnout Inventory Manual. Palo Alto

-Maslach, C. y Leiter, M., (1997) The Truth about Burnout: How organizations cause personal stress and what to do about it. California. Jossey-Bass.

-Melamed S, Kushnir T, & Shirom A. (1992) Burnout and risk factors for cardiovascular diseases. Behavour Medical. 18(2):53-60.

--Melamed S, Ugarten U, Shirom A, Kahana L, Lerman Y, Froom P.1999, Chronic burnout, somatic arousal and elevated salivary cortisol levels J Psychosom Res. 1999 Jun; 46 (6) :591-8

-Melamed S, Shiromb A, Tokerb S, Berlinerc S, & Shapirac I. (2006) Burnout and Risk of Cardiovascular Disease: Evidence, Possible Causal Paths, and Promising Research Directions. Psychological Bulletin. 132, (3):327-353.

-Melía, J. y Peiró J. (1989) La medida de la satisfacción laboralen contextos organizacionales: el cuestionario de satisfacción S20/23 Psicologemas 3 (5), 59-74.

- Monami M, Marchionni N (2007) Psychological disorders and cardiovascular diseases, G Ital Cardiol. Jun; 8 (6) :335-48.

-Manzano G.G. y Ramos C.F (2001) Profesionales con alto riesgo de padecer burnout.Interpsiquis.Disponible en línea: http//www.intersalud.es

-Método ISTAS. Instrumento para la Prevención de Riesgos Psicosociales. Accesado: http://www.istas.ccoo.es.

-Melamed S, Kushnir T, Shirom A,(1992), Burnout and risk factors for cardiovascular diseases, Behav Med. Summer;18(2):53-60

-Miró, E., Solanes, A., & Martínez, P. (2007). Relación entre el burnout o "síndrome de quemarse por el trabajo", la tensión laboral y las características del sueño. Psicothema. 19, (3). 388-394.

-Organización Internacional del Trabajo (2000). Introducción al estudio del trabajo. México

-Palmer LY, Gómez A, Cabrera C, Prince R, Searcy R. (2005), Prevalencia del Síndrome de Agotamiento Profesional en médicos anestesiólogos de la Ciudad de Mexicali. Gac Med Mex;141(3):181-183.

-Peiró, J. M. (2001). "El estrés laboral: una perspectiva laboral y colectiva". *Prevención, Trabajo y Salud*, 13, 1-12.

-Richardsen, A., Burke, R., & Leiter, M. (1992) Occupational demands, psychological burnout and anxiety among hospital personnel in Norway. Anxiety, Stress and Coping. 5 (1), 55-68.

- Olivar C, González S, Martínez MM. (1994)Factores relacionados con la satisfacción laboral y el desgaste profesional en los médicos de atención primaria de Asturias. Aten Primaria. 24(6):352-359.

-Rodríguez, L., Díaz, F., Kepowicz, B. y Hirsch, A., (2005). Condiciones de trabajo y salud docente. Otras dimensiones del desempeño profesional. UNESCO. 209.

-Roman H. (2003) Estres y Burnt out en profesionales de la salud de los niveles primario y secundario de atención. Instituto Nacional de Salud de los Trabajadores. Rev.Cuba. Salud Publica. 29(2):103-110

-Ruiz G. Fermín , Palomino B. J. , Zambrano B. R., Llap Y.C.(2006), Prevalencia, impacto en la productividad y costos totales de las principales enfermedades en los trabajadores de un hospital al sur del Perú en el año 2003. Rev Med Hered;17:28-34

-Sanchez M. (2001) Quemado por el trabajo.Revista virtual de psicología. Enero. Disponible en línea://www.portal3cantos.com

-Schnall, P, Belkic, K, Landsbergis, P & Baker, D. (2000). The Workplace and Cardiovascular Disease. Occupational Medicine. 15,(1). Philadelphia: Hanley &

-Belfus. Schnorpfeil P, Noll A, Wirtz P, Schulze R, Ehlert U, Frey K, & Fischer J . (2002) Assessment of exhaustion and related risk factors in employees in the manufacturing industry--a cross-sectional study. Int Arch Occup Environ Health. 75(8):535-40.

-Siegrist, J.& Peter, R. (2000). The Effort- Reward Imbalance Model. Occupational Medicine. 1; 83-86.

-Soto-Peña G, Luna A, Acosta-Saavedra L, Conde P, López-Carrillo L, Cebrián M, Bastida M, Calderón-Aranda E, & Vega L. (2006). Assessment of lymphocyte subpopulations and cytokine secretion in children exposed to arsenic. FASEB Journal, 20: 779-781.

-SSA. NORMA Oficial Mexicana NOM-174-SSA1-1998, Para el manejo integral de la obesidad. SSA, México, 1998.

-SSA. NORMA Oficial Mexicana NOM-037-SSA2-2002, Para la prevención, tratamiento y control de las dislipidemias. SSA México 2002.

-SSA. Causas de mortalidad en edad productiva en 2005. SSA. En: sinais.salud.gob.mx/mortalidad/ Accesado: 12/02/08.

-Steptoe A, & Willemsen G. (2004) The influence of low job control on ambulatory blood pressure and perceived stress over the working day in men and women from the Whitehall II cohort. J Hypertens. 22(5):873-6

-Toker S, Shirom A, Shapira I, Berliner S, & Melamed S. (2005) The association between burnout, depression, anxiety, and inflammation biomarkers: C-reactive protein and fibrinogen in men and women. J Occup Health Psychol.10(4):344-62.

-Turnipseed, D. (1994). An analysis of the influence of work environment variables and moderators on the burnout syndrome. *Journal of Applied Social Psychology*, *9,* 782-800.

-Vega L, Styblo M, Patterson R, Cullen W, Wang C, & Germolec D. (2001) Differential effects of trivalent and pentavalent arsenicals on cell proliferation and cytokine secretion in normal human epidermal keratinocytes. Toxicology and Applied Pharmacology 172, 225-232.

-Walker S, Kerr M, Pender N, & Sechkrist K. (1990) A Spanish lenguage version of de death

-Promoting Lifestyle Profile Nursing Research. 39(5):268-73.

Zellars, K., Perrewé, P., y Hochwarter, W. (2000) Burnout in health care: The role of the Five Factor of personality. Journal of Applied Social Psychology. 30 (8), 1570-1598

-Zurriaga, R., Ramos, J., González-Romá, V., Espejo, B. y Zornoza, A. (2000). Efecto de las características del puesto de trabajo sobre la satisfacción, el compromiso y el absentismo en organizaciones sanitarias. *Revista de Psicología Social Aplicada*, *3,* 85-98.

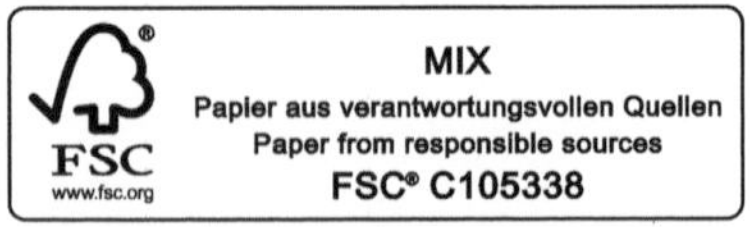

Printed by Books on Demand GmbH, Norderstedt / Germany